DINAMICA

Dra. Clasina Kraan

Preguntas de mujer

PLAZA JANÉS

Diseño de la colección: Josep Maria Mir

Primera edición: USA, Agosto, 1997.

© 1995, Clasina Kraan
Editado por Plaza & Janés Editores, S.A.
Enric Granados, 86-88, 08008 Barcelona

Printed in Mexico - Impreso en México

ISBN: 0-553-06077-5

Distributed by B.D.D.

A mi hermana,
a mis sobrinas,
a mis amigas.

—

ÍNDICE

III. Sobre alcohol, tabaco y otras drogas

IV. Cuestiones femeninas

V. La vida psíquica

I

LA ALIMENTACIÓN

LAS CALORÍAS, UNA CUESTIÓN DE PESO

Como dijo Raquel Welch, la belleza es algo que «se nos da y se debe trabajar desde adentro». Sus magníficos cincuenta años así lo demuestran. En efecto, el estado de nuestra salud se refleja en la piel, el cabello, la mirada y el brillo de los ojos.

Como si fuera un espejo, muy pronto el organismo acusa los efectos beneficiosos de una dieta equilibrada. Un buen estado de hidratación general repercute sobre la turgencia de la piel. Por el contrario, el café, el tabaco y el exceso de sal y de calorías favorecen la celulitis.

De forma jocosa, un conocido endocrinólogo señalaba que, en las personas que tienen tendencia a engordar, las únicas glándulas que suelen verse afectadas son las salivales. En efecto, cuando comemos demasiado, éstas trabajan en exceso.

Los factores de la obesidad

Aunque por lo general atribuimos el aumento de peso a algún extraño cambio metabólico, no nos engañemos: detrás de la obesidad se agazapan otros factores que conviene desenmascarar.

La causa más frecuente de que engordemos obedece a una mayor ingestión de alimentos. Sin embargo, muchas personas que parecen vivir del aire tienen una marcada tendencia a engordar. Ello se debe a que la falta de actividad física produce un ahorro de energía en forma de depósitos grasos. El tejido adiposo produce un gran aislamiento térmico; en consecuencia, para defenderse del frío, las personas que tienen un exceso de peso necesitan generar menos calor a partir de las grasas; este fenómeno recibe el nombre de *termogénesis*.

Con frecuencia, quienes tienden a engordar ingieren la misma cantidad de calorías que una persona normal; sin embargo, la calidad de su alimentación no suele ser la misma, pues muestran una marcada apetencia por los dulces y las golosinas o los alimentos muy sofisticados que suelen llevar grasa en su composición. Tal es el caso de todas las carnes acompañadas de mayonesas y salsas hechas a base de nata.

Aunque la combustión de los hidratos de carbono libera la misma cantidad de energía —4 calorías por gramo— que las proteínas, para metabolizar estas últimas el organismo necesita trabajar mucho más. Dicho en otras palabras, la degradación de las proteínas demanda un gasto calórico mayor que la necesaria para metabolizar los azúcares o las grasas. Esta propiedad recibe el nombre de *acción dinámica específica*.

No debemos olvidar que en la aparición de esos kilos de más también interviene el modo como repartimos las calorías a lo largo de la jornada. Todavía hoy, impera en nuestro medio la tendencia a hacer un desayuno frugal, una comida fuerte y una cena escasa, en la que, para relajar las tensiones del día, no faltan las bebidas alcohólicas. Éstas aportan 7 calorías por gramo de alcohol, que indefectiblemente se depositan en forma de grasa.

En la creencia de que les ayudará a perder peso, muchas personas acostumbran saltarse una comida; sin embargo, casi sin darse cuenta, la suelen compensar con otra colación. Es un hecho comprobado que una dieta de 2 500 calorías engorda menos si se reparte en cuatro o cinco comidas. Ya lo decía el doctor Lehninger: «No hay vitalismo ni magia negra capaz de hacer que los seres vivos puedan evadirse de las inexorables leyes de la termodinámica.» La mujer que desea adelgazar no es una excepción.

En esta constelación de factores, el exceso de hidratos de carbono juega el papel de «malo de la película». Si éstos se encuentran en el menú diario en proporciones mayores que las que indican los cánones de una dieta equilibrada, aunque el consumo total de calorías sea el adecuado, se producirá un aumento del depósito de grasas. Ello se debe a que, para disminuir los niveles de glucosa en sangre, la insulina segregada por el páncreas facilita la entrada de los hidratos de carbono en las células. Gracias a esta hormona, una vez dentro de ellas, los azúcares se transforman en grasas, fenómeno que recibe el nombre de *lipogénesis*. De este modo, se cierra un círculo vicioso: la disminución del nivel de la glucemia produce una sensación de apetito que lleva a la persona a realizar una nueva ingestión de alimentos.

Cabe recordar que la lipogénesis produce una alteración de los lípidos en sangre, con aumento de las lipoproteínas de baja densidad, también llamadas L.D.L., que transportan el colesterol «malo». Por sus pasos contados, dicho incremento favorece la arteriosclerosis, la infiltración grasa del hígado y la intolerancia a la glucosa.

En cuanto a los factores socioculturales, debemos recordar que la comida no sólo cumple con la función de nutrirnos y satisfacer el hambre. También comemos para darnos placer; otras veces ofrecemos verdaderos festines destinados a agasajar a los amigos o impresionar a los clientes. Desde muy pequeños se nos ha acostumbrado a ver en la comida —sobre todo en las golosinas y los postres— la merecida recompensa por los esfuerzos realizados. Por otra parte, ¿qué mujer no se siente halagada ante el obsequio de una caja de bombones?

La comida simboliza poder y prosperidad, pero también está destinada a obturar los vacíos vitales que el ocio y el aburrimiento ponen al rojo vivo. Las tensiones, los desequilibrios emocionales y el estrés estimulan la liberación de ciertas hormonas que cumplen una importante función en la regulación de los lípidos.

LA REGULACIÓN DEL APETITO

¿Cómo se rige el apetito? Las sensaciones de hambre y saciedad se regulan mediante dos mecanismos: mientras el primero tiene lugar a nivel central, en el hipotálamo, el segundo depende de la distensión del estómago y de la tasa en sangre de los hidratos de carbono, los aminoácidos (éstos son los precursores de las proteínas) y los ácidos grasos.

El hipotálamo es una formación del sistema nervioso donde se encuentran los centros del apetito y la saciedad. Su funcionamiento depende de la secreción de sustancias del tipo de la *noradrenalina*, una de las hormonas que se libera durante el estrés. Por eso, las influencias emocionales son tan importantes en el desencadenamiento del apetito; sobre dichos centros actúan los *anorexígenos*, medicamentos destinados a suprimir la sensación de hambre.

Ningún proceso de adelgazamiento esconde demasiados misterios: en última instancia, todos los regímenes se basan en la reducción del aporte calórico, que debe hacerse sobre todo a expensas de las grasas —éstas proporcionan 9 calorías por gramo— y de los hidratos de carbono. El caso de adelgazamiento más espectacular que registra la literatura médica es el de un joven que pesaba 315 kilos. El secreto del éxito consistió en seguir un régimen equilibrado de 800 calorías. Al cabo de dos años, el peso se redujo a 88 kilos.

Ingeridos en cantidades adecuadas, los hidratos de carbono engordan menos que las grasas; y ello no sólo se debe a que proporcionan menos calorías. Según un destacado especialista en nutrición, el doctor Grande Covián, «la energía eliminada en forma de calor después de la ingestión de glucosa es del orden de un 9 por ciento de la energía de la glucosa ingerida, mientras que el de las grasas es del orden de un 2 a un 3 por ciento». Dicho en otras palabras, el almacenamiento de los hidratos de carbono en forma de grasa corporal hace gastar al organismo un 22 por ciento más de calorías.

La energía que requiere el proceso de metabolización de las proteínas también es muy importante. Por eso, es aconsejable que en los regímenes de adelgazamiento este nutriente se encuentre en cantidades relativamente mayores que en las dietas habituales. Ello significa que, al disminuir el valor calórico total del menú, las proteínas proporcionalmente aportan más calorías. Sin embargo, la cantidad absoluta de proteínas ingeridas no es mayor, situación que acarrearía riesgos para la salud.

Los dulces mitos del azúcar

Proscrito injustamente de la dieta, hasta no hace mucho tiempo el azúcar era considerado como el enemigo número uno de la línea y la belleza femenina.

Obesidad, caries, colesterol... Muchas personas creen que este blanco alimento es el oscuro culpable de numerosos males. Según el profesor Grande Covián, estas acusaciones carecen de fundamento, y considera que ya es hora de absolver al azúcar de los cargos que se le imputan.

Oriundo de Asia, fueron los hindúes quienes descubrieron su sabor hace 4 500 años. Ya en nuestra era, los soldados del rey Darío lo llevaron a Persia. Fascinados por sus propiedades, lo llamaban «esa caña que da miel sin necesidad de abejas».

De la mano de los árabes, grandes aficionados a la repostería, el cultivo de la caña de azúcar se extendió rápidamente, y muy pronto llegó hasta el norte de África. Gracias a los cruzados que la trajeron de Tierra Santa, el austero mundo cristiano empezó a disfrutar de un toque de dulzura. En España, por ejemplo, el azúcar no se conoció hasta la Edad Media; utilizado como una especia más, servía para aromatizar diversos platos.

Las fértiles tierras americanas fueron el terreno propicio para que la caña de azúcar prosperara en Santo Domingo, Cuba, Brasil y las Antillas Holandesas.

El azúcar revolucionó la repostería, despertó la codicia de los conquistadores y cambió varias veces el rumbo de la historia y la economía mundial.

En la Italia renacentista no se celebraba banquete en el que el azúcar no estuviera presente; figuras de pájaros o frutas con su colorido natural, rellenas de exquisitas esencias adornaban las mesas y excitaban la gula. Decía un escritor de la época que «ya no se consume casi nada sin azúcar. Se utiliza en el vino, en el agua, en las carnes, en los pescados y en los huevos».

Por su parte, en la corte de Catalina de Médicis, que lo introdujo en Francia, era muy apreciado el «aceite de Venus», un preparado que llevaba azúcar, alcohol y azafrán.

Para arruinar a Inglaterra, a principios del siglo XIX Napoleón ordenó el bloqueo de todos los puertos de Europa; acostumbrados al agradable sabor del azúcar que les llegaba por el canal de la Mancha, los franceses comenzaron a echarla de menos. No tardó en cundir el descontento, y el arbitrario emperador se vio obligado a autorizar que Francia volviera a comprar el producto a su tradicional enemigo. Ante las protestas de los demás países, se apresuró a buscar una solución intermedia, y muy pronto el cultivo de la remolacha se extendió por toda la campiña francesa. Tal decisión significaba la ruina de las colonias antillanas, de la marina mercante, y hasta de la misma Francia como potencia naval. Era una historia que sólo acababa de empezar...

La Fundación Española de la Nutrición, que preside el profesor Gregorio Varela, ha elaborado un extenso informe acerca de la importancia del azúcar en la alimentación humana. En este estudio se analizan los mitos y verdades que desde las épocas más remotas se han tejido en torno a este alimento. Uno de los mitos que se debe desterrar es la creencia de que el azúcar de caña o remolacha tiene propiedades diferentes, y es más dañino que la sacarosa de la leche y la fructosa. Todos tienen idéntico valor químico y nutricional. La única diferencia consiste en que, en el caso de la sacarosa de la leche, el producto ha sido aislado de la planta y sometido a un proceso de purificación.

En la actualidad también existen procedimientos para aislar la sacarosa de la fruta. Con ella se fabrica el mal llamado «azúcar bajo en calorías». Cada gramo del producto proporciona la misma cantidad de energía que los demás hidratos de carbono. Gracias a su poder edulcorante —unas tres veces superior al de la sacarosa—, se utiliza menos cantidad. En consecuencia, quien lo consume ingiere menos calorías.

Tampoco existen demasiadas diferencias entre la miel y el azúcar; mientras la primera contiene algunas vitaminas, el segundo sólo aporta energía y carece de otras sustancias nutritivas.

Debemos la leyenda negra del azúcar refinado a los defensores del vegetarianismo y la macrobiótica. Para ellos, es la causa de todos los males. Sin embargo, una vez ingeridos, todos los hidratos de carbono se degradan y se absorben en forma de azúcares simples, como la glucosa, la fructosa o la galactosa. El organismo es incapaz de reconocer si éstos provienen del azúcar refinado o de hidratos de carbono más complejos, como los que forman parte del pan, los cereales o las patatas.

Nuestro organismo necesita un aporte calórico continuo que obtiene a través de los alimentos. De éstos, el azúcar es la principal fuente de energía. Los hidratos de carbono son indispensables para el buen funcionamiento del cerebro, que sólo se nutre de glucosa. Las necesidades diarias de este hidrato de carbono son considerables, y llegan al 20 por ciento del total de las calorías suministradas por los hidratos de carbono.

Una dieta equilibrada debe aportar alrededor de un 60 por ciento de las calorías en forma de hidratos de carbono; y los expertos en nutrición recomiendan que entre el 10 y el 20 por ciento de las calorías provengan del azúcar. (Por ejemplo, para una dieta adelgazante de unas 1 500 calorías, un consumo de azúcar del 10 por ciento de las calorías equivale a 35 gramos, o sea siete cucharaditas de café.)

Ya nuestras abuelas advertían que no comiéramos golosinas antes de almorzar o cenar: basta un solo caramelo para engañar el hambre. No en vano algunos regímenes de adelgazamiento suelen aconsejar que tomemos uno antes de cada comida.

Los datos aportados en el congreso científico sobre «Tendencias en la nutrición», que se celebró en Viena en abril de 1990, no han hecho sino confirmar que ellas tenían razón. Aunque el sabor de los dulces nos incita a seguir comiéndolos, en el estómago y el intestino el azúcar produce una sensación de saciedad que evita su ingestión excesiva. Los estudios más recientes indican que mientras los hidratos de carbono controlan el apetito, las grasas lo disparan. Todo hace pensar que una dieta rica en carbohidratos disminuye las ansias desmedidas de comer; por otra parte, la avidez por los azúcares sólo enmascararía un deseo voraz de consumir más grasas.

Considerado como el malo de la película, en los años sesenta y setenta los médicos nutricionistas habían desterrado de la dieta casi todo el azúcar. Aunque todavía estamos asistiendo a los últimos coletazos de esta moda, hoy los científicos opinan que lo correcto es sustituir las grasas por hidratos de carbono.

Durante años, los hidratos de carbono estuvieron en el banquillo de los acusados como los principales culpables de la obesidad. Sin embargo, ciertos factores genéticos, como el apetito o la incapacidad de eliminar la energía sobrante, son tan responsables del exceso de peso como la alimentación excesiva y la falta de ejercicio.

Cuando el aporte calórico de la dieta supera las necesidades energéticas, el exceso de nutrientes —ya sea de hidratos de carbono, grasa o proteínas— se deposita en forma de grasa.

Si el azúcar se encuentra en cantidades adecuadas —como ya dijimos, debe aportar entre el 10 y el 20 por ciento de las calorías de la dieta—, no produce obesidad. El aporte calórico que debe suministrar el azúcar equivale aproximadamente al que nos proporciona un vaso de vino, una botella de cerveza, una copa de whisky o una de coñac... Cabe recordar que el alcohol sólo proporciona calorías vacías; ello significa que no se utilizan como fuente energética ni sirven para combatir el frío.

En la historia de todo obeso las grasas tienen más importancia que los hidratos de carbono. Aunque su sabor es dulce, la repostería las contiene en forma enmascarada. Por ejemplo, de las calorías que proporciona una pequeña ración de pastel de chocolate y almendras, 85 provienen de los hidratos de carbono y 176 de las grasas. Éstas se encuentran en la mantequilla, el chocolate, la leche, los huevos y las almendras.

De las calorías ingeridas en forma de hidratos de carbono, el 6 por ciento se pierde en forma de calor. Por el contrario, las grasas están prácticamente «listas» para acumularse en los «michelines»; en consecuencia, las cantidades destinadas a perderse en forma de calor son despreciables.

Según el profesor Grande Covián, «existen muy pocos datos que demuestren de modo convincente que hay una relación entre el consumo de hidratos de carbono y el desarrollo del proceso arteriosclerótico». Otro trabajo publicado en *Food Chemical News* confirma estas conclusiones. Sus autores afirman que en Estados Unidos no se ha demostrado que los niveles actuales de consumo de azúcar en las personas normales contribuya al aumento de los lípidos plasmáticos.

Durante los últimos cien años, se pensó que la diabetes era un mal de la civilización y del bienestar, desencadenado por el excesivo consumo de azúcar. Un estudio llevado a cabo entre 10 000 empleados del gobierno israelí constituye la prueba más elocuente de la falsedad de esta creencia: antes de desarrollar la enfermedad, el consumo de azúcar de los sujetos diabéticos era menor que el de los individuos que permanecieron sanos.

Contenido calórico por cada 100 gramos de alimento

ALIMENTO	HIDRATOS DE CARBONO	GRASAS
Cerdo	0	207
Cordero	0	153
Almendras		
Avellanas	21	486
Nueces		
Bombones	264	198
Chocolate	225	275
Pasteles	196	189
TOTAL CALÓRICO	706	1.508

ALCOHOL Y CALORÍAS

Un vaso de vino en la comida y la cena y una cerveza y un whisky por la noche aportan unas 500 calorías; en una dieta de adelgazamiento de 1 000 calorías la ingesta de esta cantidad de alcohol supone un aporte calórico extra de un 50 por ciento.

1 vaso de vino: 125 calorías
300 cc de cerveza: 130 calorías
1 copa de whisky: 150 calorías
1 copa de coñac: 150 calorías

Si observamos el contenido calórico que se obtiene a partir de los hidratos de carbono en cualquier dieta de adelgazamiento bien equilibrada, comprobaremos con sorpresa que el porcentaje es el mismo que el recomendado por los especialistas en nutrición para las personas con un peso normal. Además de cubrir las necesidades del cerebro —unos 100 gramos diarios en forma de glucosa—, este alimento es necesario para evitar la producción de acetona y reducir las necesidades de proteínas. En caso contrario, el organismo debería echar mano de las proteínas corporales.

¿ENGORDA EL AGUA?

La creencia de que el agua engorda es otro mito que se debe desterrar; en condiciones normales el riñón posee una maravillosa capacidad para desembarazarse del líquido sobrante. No obstante, al principio de todo régimen de adelgazamiento se produce una pérdida de líquidos; tal es el origen de la diminución del peso de los primeros días. Este fenómeno no siempre indica que previamente existía una retención de acuosa; sino que más bien se debe a la pérdida del agua de hidratación de las reservas de hidratos de carbono presentes en el hígado y en el músculo en forma de glucógeno. Sólo al cabo de unas tres semanas de hacer un régimen de adelgazamiento se produce una pérdida de peso a partir de la grasa corporal.

El hecho de perder peso no siempre significa haber reducido grasas; la mayor parte de las veces lo que se elimina es agua. Tal es el mecanismo de acción de muchos productos farmacéuticos hechos a base de hierbas que poseen efectos diuréticos y laxantes.

Una dieta armónica y personalizada

Toda persona que desee adelgazar debe tener presente que, en condiciones normales, más de la mitad del agua necesaria se ingiere a través de los alimentos. El agua es indispensable para mantener una diuresis adecuada, que nunca debe ser menor de 750-800 centímetros cúbicos de orina por día. Por eso, cuando se hace un régimen hipocalórico, es indispensable beber mucho más líquido que de costumbre.

Una mujer que desee conservar una figura estilizada, de modo que su organismo no sufra las consecuencias de los sucesivos aumentos y pérdidas de peso, debe optar por una dieta armónica personalizada. Éste es el único recurso que le permitirá reeducar sus hábitos alimenticios sin que la salud se vea perjudicada.

Una dieta equilibrada, acorde con las necesidades de cada persona, debe contener entre un 60 por ciento de hidratos de carbono, un 15 por ciento de proteínas y el resto de grasa. En estas proporciones, los distintos nutrientes que la componen aportan al organismo los minerales y vitaminas que éste necesita. En los regímenes de adelgazamiento estos porcentajes varían un poco: se aumenta ligeramente la proporción de las proteínas y se reduce la de las grasas a un 25 por ciento. Ya se ha señalado que el valor termogénico de las proteínas es mayor que el de los hidratos de carbono. Por eso, en las dietas de adelgazamiento éstas deben estar presentes en proporciones un poco más elevadas.

Uno de los mayores problemas que plantean las dietas hipocalóricas es cómo evitar la reducción de ciertos nutrientes esenciales para el organismo. Si una persona hace de forma continuada una dieta de 1000 calorías, por más suplementos vitamínicos que tome, terminará por padecer ciertas carencias nutricionales que se deben evitar.

Al proyectar una dieta de adelgazamiento, es necesario elegir con mucho cuidado los alimentos que intervendrán en la misma. Según el doctor Gregorio Varela, catedrático de nutrición de la Universidad Complutense de Madrid, si se hacen de forma prolongada, los «regímenes mágicos» conducen a la desnutrición y a la anemia. Un profesional un poco más flexible y ecléctico diría que, en principio, todo régimen que produzca una pérdida de peso es bueno... si satisface a la persona que lo hace. Ello no significa que sea conveniente para la salud...

En su libro *Nutrición y salud*, el profesor Grande Covián cita una dieta utilizada por algunos especialistas alemanes con un valor energético de unas 855 calorías, suministradas por un 35 por ciento de proteínas, un 16 por ciento de grasa y el resto —un 49 por ciento— por hidratos de carbono. Estas proporciones indican que en todo régimen de adelgazamiento es aconsejable respetar el porcentaje de hidratos de carbono, aumentar el de proteínas y reducir drásticamente la proporción de grasas. Sin embargo, un abuso de las cantidades absolutas de proteínas puede producir un aumento del ácido úrico, origen de muchos cálculos renales.

LOS DISTINTOS GRUPOS DE ALIMENTOS

De acuerdo con las funciones que cumplen en el organismo, los alimentos se dividen en tres grandes grupos:

Alimentos plásticos: Son los que sirven para formar los tejidos nuevos y reparar los desgastados. En este grupo se encuentran todos los alimentos especialmente ricos en proteínas, como la leche, el queso, los huevos, las carnes y el pescado.

Alimentos energéticos: Forman este grupo todos los alimentos que aportan las calorías necesarias para regular la temperatura y proporcionar la energía destinada a desarrollar las actividades diarias. Pertenecen a él las grasas y los hidratos de carbono.

Alimentos reguladores: A pesar de que se encuentran en cantidades muy pequeñas, son indispensables para la correcta regulación de todas las funciones corporales. Comprenden los alimentos que contienen las vitaminas y los minerales, sustancias que forman parte de muchas hormonas y fermentos que intervienen en las distintas reacciones químicas; gracias a ellas, es posible aprovechar los alimentos. Los principales son las frutas, las verduras y los cereales.

Por su fundamental importancia para la salud, las proteínas no deben faltar jamás en la dieta. Son esenciales para la reproducción celular, la formación de anticuerpos y la cicatrización de las heridas.

No todas las proteínas tienen el mismo valor biológico. Éste se mide por su contenido en *aminoácidos esenciales*. (Reciben este nombre ciertas sustancias precursoras de las proteínas que nuestro organismo es incapaz de sintetizar; por eso, deben estar presentes en la dieta.) Debido a su inmejorable composición, los especialistas en nutrición han elegido la clara de huevo como elemento de comparación con las proteínas que contienen los otros alimentos: las proteínas de la clara de huevo y todas las de origen animal se consideran de primera calidad, en cambio, el valor biológico de las proteínas vegetales —a excepción de las provenientes de la soja— es menor; ello se debe a que en estas últimas los aminoácidos esenciales se encuentran en proporción más pequeña o falta alguno de ellos.

Cabe señalar que el exceso de algunos aminoácidos —arginina, metionina y triptófano— en sangre causa una disminución del apetito. Tal sería el caso de los preparados que contienen estas sustancias y goma guar.

Las personas que para perder peso recurren a *crackers*, galletitas y batidos bajos en calorías, deben leer cuidadosamente la composición química del producto. Se recomiendan las marcas en cuyas etiquetas se declare que el compuesto contiene proteínas animales del tipo de la ovoalbúmina (la proteína del huevo), las lác-

teas o la de soja. Aunque son de origen animal, la ca-
seína de la leche y las gelatinas son proteínas de muy
baja calidad.

En cuanto a las grasas, tampoco deben faltar totalmente de la dieta. Mientras los lípidos de origen animal
no son indispensables para el organismo, el aceite de
maíz y de girasol proveen de ácidos grasos esenciales
para la síntesis de numerosas hormonas. Por su parte, el
aceite de oliva debe estar presente en una proporción de
un tercio del total de las grasas, pues forma parte del colesterol «bueno» y previene contra la arteriosclerosis.

Excelentes productores de energía, los hidratos de
carbono son indispensables para el buen funcionamiento cerebral. De acuerdo con su composición química, se clasifican en simples y complejos. Los hidratos
de carbono simples se hallan en el azúcar de caña y remolacha, la miel, la leche y la fruta. Para transformarlos,
el páncreas debe liberar de forma brusca grandes cantidades de insulina. En consecuencia, el nivel de azúcar
en sangre baja demasiado rápido. Estos «bajones» se
observan en las personas que en el desayuno sólo inclu-
yen este tipo de hidratos de carbono. Por eso, si se sigue
un régimen de adelgazamiento, se debe evitar que el
desayuno esté compuesto exclusivamente por frutas o
leche. En caso contrario, se corre el riesgo de sufrir a
media mañana una crisis de hipoglucemia, cuyos síntomas son los mareos, la fatiga, la disminución de la atención y del rendimiento intelectual.

Formados por moléculas más complicadas, los hidratos de carbono complejos tardan más en digerirse;
en consecuencia, el nivel de azúcar en sangre aumenta
de forma progresiva; para degradarse, necesita menos
insulina. Como retardan la sensación de hambre y producen una mayor saciedad, los hidratos de carbono es-

tán especialmente indicados en los regímenes de adelgazamiento. Se encuentran en todos los cereales, las pastas, la sémola y el arroz. También forman parte de la fibra, un alimento que previene el estreñimiento; este problema es muy común en las personas que siguen un régimen para perder peso.

Indicada especialmente para revitalizar y mantener la belleza de la piel, la vitamina A se encuentra en las zanahorias, los tomates, la achicoria, las acelgas, la lechuga, la mantequilla, el hígado y el aceite de pescado. Entre nosotros, la leche y la mantequilla constituyen su principal fuente. Por eso, cuando se toman productos lácteos descremados, o margarinas *light*, se debe tener cuidado de que estén enriquecidos con esta vitamina; en caso contrario, debe tomarse un suplemento.

Formado por distintas vitaminas, el «complejo B» interviene en la síntesis de diversos fermentos y es fundamental para el buen funcionamiento del sistema nervioso. Además, dos de las vitaminas que lo componen, el ácido fólico y la vitamina B_{12}, son indispensables para la maduración de los glóbulos rojos. Una dieta que contenga verduras, frutas, carne, huevos y leche evita su déficit, que se manifiesta por anemia, cansancio muscular y fatiga intelectual.

Conocida como ácido ascórbico, la vitamina C es indispensable para fabricar el colágeno —sustancia que forma parte de las capas profundas de la piel—; además previene contra las infecciones, estimula la curación de las heridas, y forma parte del cemento intercelular. Bastan dos piezas de cítricos, o una de kiwi y otra de tomates o pimientos para cubrir las necesidades diarias.

Otro elemento indispensable es el calcio. Los lácteos descremados lo contienen en proporciones superiores a los productos fabricados con leche entera.

No debemos olvidar que el hierro es una sustancia fundamental para la formación de los glóbulos rojos y la prevención de las infecciones. Aunque una mujer siga una dieta normal, si tiene reglas abundantes, puede padecer una anemia que muchas veces se manifiesta de forma solapada: cuando falta este mineral, no son raros el cansancio, la fragilidad de las uñas, la falta de brillo en el pelo o, aún peor, la caída del mismo. Según fuentes de la Organización de Agricultura y Alimentación de las Naciones Unidas, la cantidad de hierro que una mujer adulta y sana debe ingerir a diario oscila alrededor de los 18 miligramos. Esta cifra aumenta cuando las reglas son abundantes. Seis raciones de batidos o de galletitas de las marcas que especifican su contenido en la etiqueta contienen aproximadamente las cantidades de hierro, calcio y vitaminas aconsejadas por esta institución.

LAS DIETAS A EXAMEN

El éxito de regímenes como las dietas de Atkins, la de la Clínica Mayo o el «régimen de Hollywood» se basa en no contar las calorías, o en el tentador eslogan «adelgazar comiendo»; todos ellos exigen la ley del menor esfuerzo. Por otra parte, la reducción total de calorías tiene lugar de forma espontánea; debido a su monotonía, se acaba por comer menos. Las principales dietas son las ricas en grasas o en proteínas. Otras alternan estos alimentos en períodos sucesivos de siete días.

Dieta Atkins. Preconizada por el doctor Atkins como una «revolución dietética», los fundamentos de la dieta que lleva su nombre ya se conocían en 1863. Demasiado rico en grasas, este régimen se basa en la producción de *cuerpos cetónicos,* sustancias que reducen el apetito, y que se producen por la combustión incompleta de los lípidos corporales. Ya pasada de moda, ha sido duramente criticada por los principales especialistas en nutrición. La dieta de Atkins encierra serios peligros para la salud: una pérdida excesiva de agua, hipercolesterolemia y aumento del ácido úrico.

En el pasado, muchas clínicas de adelgazamiento recomendaban la combinación de la dieta grasa con la hiperproteica. El método, que consistía en la disociación de los alimentos por semanas —durante siete días se deben comer sólo alimentos grasos; los siguientes siete días, sólo proteínas—, es peligroso y poco recomendable. Por fortuna, debido a las funestas repercusiones que tienen sobre la salud, estos regímenes están cayendo en desuso.

Todas las dietas aparentemente fáciles de «sobrellevar», como las que se basan en la exclusiva ingestión de helados, melocotones, etc., son poco recomendables. Basadas en las cualidades saciantes de los hidratos de carbono, estos regímenes carecen de los nutrientes indispensables; si se hacen durante mucho tiempo, pueden llevar a la desnutrición y a la anemia.

Dieta «MMM». La «dieta MMM» consiste en reducir la ingestión de alimentos a la mitad. Tal es en francés el significado de estas siglas. Aunque es de fácil comprensión, su desventaja reside en que, si se disminuyen todos los nutrientes en la misma proporción, se corre el riesgo de sufrir estados carenciales.

El ayuno. Es una medida que nadie debe adoptar por su cuenta. Priva al cerebro de los hidratos de carbono que necesita para realizar correctamente sus funciones.

Dieta de Scarsdale. Los regímenes ricos en proteínas se basan en que, para metabolizarlas, se necesita consumir más energía. De esta idea parte la dieta de Scarsdale, ideada por el doctor Herman Tarnower. Si se cumple a rajatabla, es posible perder unos 5 kilos en 14 días. Para obtener la energía, el organismo necesita recurrir a sus propios depósitos de grasa, cuya combustión parcial produce cuerpos cetónicos. Eficaz, pero poco armónico, este método no debe hacerse durante períodos prolongados; si no incluye productos lácteos, frutas y verduras, puede llevar a la pérdida de calcio y vitaminas del grupo B.

Alimentos dietéticos. Ciertos alimentos dietéticos basan su éxito en el aumento del porcentaje de proteínas, al tiempo que reducen las grasas y los hidratos de carbono; sin embargo, contienen una adecuada proporción de nutrientes y contemplan el aporte correcto de vitaminas y minerales. Para evitar el estreñimiento, los *crakers* llevan fibra vegetal; en cuanto al guar, es un mucílago destinado a retardar la absorción de los alimentos y a calmar la sensación de hambre.

Dieta disociada. Como su nombre indica, esta dieta se basa en la disociación de la ingestión de las grasas e hidratos de carbono; es equilibrada y proporciona todos los nutrientes necesarios para el mantenimiento de la salud. Según sus defensores, si se comen juntos, estos nutrientes engordan más que si se ingieren por separado. Se aconseja comer la fruta sola, en ayunas, o 3 horas después de las comidas. También se recomienda prescindir de los hidratos de carbono simples o rápidos; en cambio, se pueden comer los complejos o lentos, provenientes de cereales, legumbres, frutas y verduras. Por último, se deben evitar el alcohol y todos los alimentos que en su composición química lleven grasas e hidratos de carbono. (Por ejemplo, quesos grasos, yogures y leche entera, frutos secos, y aguacates.) En consecuencia, es necesario que los productos lácteos sean descremados.

Dieta por intervalos. Inspirada en un famoso programa norteamericano de alimentación, la «dieta por intervalos» se basa en engañar al inflexible administrador de calorías que es nuestro organismo. Cuando iniciamos un régimen de adelgazamiento, el cuerpo empieza a ahorrar energías. (Un buen ejemplo son los ayunadores profesionales: cuanto más largo es el período de ayuno, mayor es la tendencia a la inmovilidad.)

Para evitar la reducción del gasto energético, el doctor Martin Katahan, pionero de este método, propone una dieta equilibrada que engañe al «administrador» y no frene el metabolismo. Durante los tres primeros días, se ingieren sólo 600 calorías. Este período es suficiente para que se ponga en marcha el mecanismo ahorrador de energías. Por eso, para evitar que éste se dispare, se pasa de inmediato a una dieta de 900 calorías. Pasada la primera semana, el régimen debe aportar 1200 calorías. Aunque contiene todos los nutrientes necesarios, no es aconsejable abusar de él, pues los continuos aumentos y pérdidas de peso son perjudiciales para la salud. Se recomienda tomar un suplemento vitamínico. La dieta rápida proporciona unas 800 calorías; como resultado, se pierden alrededor de dos kilos en tres o cuatro días. Como ya se dijo, la pérdida de peso de los primeros días se basa en la eliminación de agua. Puede hacerse solamente con *crackers* o con una alimentación natural que contenga mucha fibra. Para evitar la deshidratación y mantener una diuresis adecuada, es de vital importancia beber como mínimo dos litros y medio de agua por día.

Dieta progresiva. Como la anterior, esta dieta puede llevarse a cabo mediante una alimentación natural o combinando los alimentos con *crackers* y batidos. El régimen debe aportar unas 1200 calorías. Una vez se consigue el peso ideal, es necesario continuar con un régimen de mantenimiento que proporcione las calorías necesarias de acuerdo con la talla y la edad.

Dieta por puntos. Armónica y equilibrada, la dieta que cuenta puntos es apta para las personas que, en lugar de contar calorías, desean llevar una meticulosa contabilidad de los puntos que los inventores del método han atribuido arbitrariamente a cada alimento. Es más fácil pesar durante unos días los alimentos; en poco tiempo la persona habrá aprendido a calcular sus raciones «a ojo».

Ayuno intermitente. Método sencillo, el ayuno intermitente es apropiado para las personas que necesitan sentir que hacen un «verdadero sacrificio» por su silueta. Sólo es recomendable si, cuando se ha obtenido el peso ideal, se lleva a cabo una vez por semana. Para perder cuatro o cinco kilos, son necesarios varios meses de ayuno intermitente. El principal riesgo consiste en que produce una marcada hipotensión. Por eso, se aconseja tomar frutas, zumos y leche.

CÓMO ADELGAZAR Y NO DESFALLECER EN EL INTENTO

Una investigación llevada a cabo recientemente por científicos de la Universidad de Yale da cuenta de que las personas con alta variabilidad del peso corporal presentan un aumento de la incidencia de cáncer y enfermedades coronarias. Los efectos específicos de las variaciones aumentan con la edad, pero son independientes de si la persona es obesa o no. Por este motivo, una vez logrado el peso deseado, es aconsejable mantenerlo a rajatabla. Para ello es conveniente:

- Vigilar periódicamente el peso.
- Pesarse siempre a la misma hora del día y con la misma ropa.
- Al principio, conviene pesar los alimentos; muy pronto se aprende a calcular su peso «a ojo».
- Si se comete un exceso, se puede compensar al día siguiente.
- Beber muchos líquidos (sobre todo agua e infusiones), ayudan a eliminar las toxinas, a calmar el apetito y a conservar la turgencia de la piel.
- No conviene abusar de los zumos de fruta: cada 100 cc proporcionan 70 calorías. Es preferible el zumo de tomate, sólo contiene 25 calorías.
- Es recomendable evitar el alcohol: cada gramo aporta 7 calorías.
- La fibra retarda la sensación de hambre, combate el estreñimiento y ayuda a eliminar el colesterol.
- Es necesario comer despacio, masticar correctamente y darle al hecho de comer el valor que tiene.
- No es conveniente preparar más comida de la que indica el régimen.

- La distribución de los alimentos en cinco comidas diarias engorda menos que si éstos se reparten en dos o tres colaciones.
- No conviene comprar chocolate o golosinas; 100 gramos de estos alimentos aportan 500 calorías. Es aconsejable tener siempre a mano alimentos de bajo valor calórico (manzanas, yogur o queso descremado, etc.).
- Un poco de imaginación ayudará a vencer el desánimo. Una dieta monótona es difícil de sobrellevar durante mucho tiempo.
- El ejercicio diario es el mejor medio para mantener el peso.
- Es necesario evitar por todos los medios «picar» entre horas. Si se cuentan las calorías que se ingieren de este modo, es posible llevarse una desagradable sorpresa.
- Hay que procurar hacer una vida tranquila y relajada. El estrés aumenta el apetito.
- Si fuera necesario, hay que modificar los hábitos de vida. En la balanza se encontrará la mejor recompensa.
- Conviene programar las comidas de acuerdo con las necesidades y actividades.
- Aunque es bueno conocer las tablas de equivalencias de los distintos alimentos, al principio conviene respetar las comidas programadas de antemano.
- Si se tiene un compromiso social o una comida de trabajo, se pueden seleccionar los alimentos que se ofrecen, servirse poco y comer con tranquilidad. La copa de vino se llevará a los labios, pero sin beber. No conviene comer el pan.
- Una marcada apetencia por los dulces y las golosinas o una tendencia a desviar la atención de los pro-

blemas hacia la comida se pueden solucionar mediante una psicoterapia.

Si bien en las personas delgadas, o con un peso normal, el ejercicio despierta el apetito, en las obesas lo disminuye y ayuda a perder peso. Este fenómeno se debe a que, si simultáneamente se hace un régimen hipocalórico, el organismo debe utilizar las grasas como combustible; en consecuencia, aumenta el nivel de acetona en sangre y se reduce el apetito. Un método sencillo para saber si se está perdiendo grasa es medir la presencia de cuerpos cetónicos en la orina.

Una actividad física importante repercute de forma positiva sobre el metabolismo basal e incrementa el consumo de calorías. Además, aumenta la capacidad respiratoria y de las arterias coronarias, estimula la circulación de la sangre y favorece la oxigenación de los tejidos. Por otra parte, estimula la síntesis de las proteínas de alta densidad, destinadas a transportar el colesterol «bueno».

CHOCOLATE PARA ADELGAZAR

Ciertos alimentos ricos en hidratos de carbono, como el chocolate, aumentan la producción de *serotonina*, un neurotransmisor cerebral relacionado con los estados de ánimo.

Invitado por Moctezuma, Hernán Cortés fue el primer europeo que probó el chocolate que le ofrecieron en una calabaza recubierta de oro.

Extraído de los frutos del cacao, éstos, una vez partidos, se ponían a «sudar». La elaboración del chocolate requería que las vainas del cacao fueran trituradas en un molinillo que los aztecas llamaban *metatl*. Todo parece indicar que el nombre «chocolate» proviene de la onomatopeya *choco-choco*, que imita el chasquido que hace el cacao al entrar en contacto con el agua, y de *atle*, partícula que forma parte del nombre del adminículo con que se molía.

Tan caro era el chocolate en la América precolombina, que se utilizaba como moneda de cambio. Por entonces se preparaba de forma más consistente y se tomaba frío. Así como nosotros le agregamos frutos secos, los aztecas lo combinaban con maíz molido y le añadían toda clase de especias.

Este producto mejicano fue introducido en España por los conquistadores y muy pronto llegó a Francia. A pesar de que la reina María Teresa consideraba espantosa la cocina española, no tardó en aficionarse al chocolate que le llegaba de la Península. Cuando el rey estaba ausente, lo compartía con alguno de sus amigos más íntimos.

Muy pronto el cacao conquistó Alemania e Inglaterra, donde fue introducido por los holandeses. En Gran Bretaña comenzaron a prepararlo con leche y no faltaron quienes muy pronto lo combinaron con huevos y vino de Málaga.

Considerado en Europa como un verdadero afrodisíaco, es posible que los indígenas agregaran al chocolate algún estimulante de la sexualidad. Mientras los médicos franceses consideraban que el café producía impotencia, los ingleses creían que el chocolate inducía a las mujeres a perder la castidad.

Estos mitos no tardaron en desacreditarse entre las refinadas damas que concurrían a los salones dieciochescos. Junto con el café, en el Siglo de las Luces, tomaba chocolate toda la intelectualidad europea.

Una vez perdida su fama de afrodisíaco, el chocolate no tardó en conquistar los conventos, donde muy pronto se convirtió en un nuevo motivo de tentación para el clero. Tan aficionados eran los monjes españoles al chocolate, que un jesuita decidió que preparado con agua no rompía el ayuno.

Madame d´Arestrel, superiora de un convento, dio la receta del chocolate a Anselme Brillat-Savarin, que durante la Revolución Francesa tuvo que exiliarse en Nueva York. Allí escribió uno de los tratados de gastronomía más famosos que se conocen. En él figura la mencionada receta: «Hazlo en un recipiente de porcelana la noche antes de beberlo. Luego déjalo reposar toda la noche. Con este reposo adquiere una consistencia y una textura aterciopelada que lo mejora infinitamente. Dios no nos guarda rencor por este pequeño refinamiento. Al fin y al cabo, ¿no es Él todo perfección?»

Desde que Brillat-Savarin recibiera esta receta, han corrido ríos de tinta y ahora se cree que el chocolate puede llegar a convertirse en un poderoso aliado de las féminas que desean adelgazar.

Muchas mujeres experimentan repentinos ataques de hambre que responden a una imperiosa necesidad del cerebro de recibir ciertas sustancias. Las adictas al chocolate pueden sentirse tranquilas: los investigadores de la Universidad de Rockefeller de Nueva York descubrieron que los frecuentes ataques de necesidad de algo dulce se deben a los efectos químicos que los estrógenos producen en el cerebro y sobre los niveles de azúcar en sangre. Este fenómeno daría cuenta de por qué en ciertos períodos de la vida propios de la mujer, como la pubertad, el premenstruo y el embarazo, esta necesidad aumenta.

Todo parece indicar que el chocolate no sólo produce efectos positivos sobre el estado de ánimo debido a su contenido en hidratos de carbono. Las grasas estimulan las endorfinas, unas sustancias parecidas a los opiáceos que mejoran el estado de ánimo y estimulan la actividad mental. En este sentido, el chocolate contiene la proporción perfecta: un 50 por ciento de hidratos de carbono y otro tanto de lípidos.

Los investigadores llegaron a la conclusión de que la mejor manera de calmar las ansias de chocolate es comiendo de inmediato una pequeña cantidad. (No en vano durante la Segunda Guerra Mundial uno de los alimentos preferidos de los soldados era el chocolate.)

Casi desde que nacemos, la historia de nuestra vida alimenticia está jalonada de prohibiciones y normas acompañadas de amenazas. Si no las cumplimos, creemos que, por sus pasos contados, nos llevan a la gordura. Sin embargo, todo parece indicar que comer entre horas y hacer colaciones pequeñas y frecuentes es más efectivo que respetar a rajatabla el horario de las comidas. Tal es también la filosofía de Gordos Anónimos, una organización de autoayuda que funciona en diversos países.

Según Debra Waterhouse, autora del libro *Por qué las mujeres necesitan chocolate*, es imprescindible aceptar los ataques naturales de hambre. Sin embargo, es necesario aprender a distinguirlos de los impulsos debidos a desórdenes psíquicos. La necesidad de comer es de orden fisiológico cuando no desaparece más que con comida. La sensación de hambre se intensifica con el paso del tiempo. Por el contrario, la compulsión a la comida puede calmarse por medio de algo que ocupe la mente en otra actividad. Basta un bombón o un trocito de chocolate para paliar los ataques compulsivos.

En materia de alimentación, con frecuencia la mujer ha sido tildada de caprichosa. Sin embargo, todo parece indicar que las variaciones en sus preferencias por ciertos alimentos se deben a las oscilaciones hormonales que experimenta su organismo. No es raro que diez días antes de la menstruación muchas mujeres prefieran ciertos alimentos de forma más marcada que durante el resto del ciclo sexual.

Los alimentos favoritos de la mujer son las féculas, el azúcar y las grasas. Como ya se dijo, tanto los hidratos de carbono como los lípidos intervienen en el metabolismo cerebral y contribuyen a mejorar nuestro estado de ánimo.

Tan importante como las calorías que ingerimos, es la presentación de los alimentos. Una mesa bien puesta nos predispone el ánimo de forma positiva, de modo que con seguridad comeremos con mayor placer y calma que si lo hacemos con prisa y de pie. Además de tomarnos nuestro tiempo para comer, es de vital importancia masticar los alimentos y saborearlos con placer. Éste parece ser el secreto para comer menos cantidad.

Aunque de forma natural casi todos los alimentos contienen proporciones variables de grasas, proteínas e hidratos de carbono, investigaciones recientes dan cuenta de que las proteínas bloquean en el cerebro la síntesis de serotonina. Lo mismo sucede si tomamos proteínas mezcladas con una cantidad excesiva de grasa.

Se ha observado que después de una comida el nivel de azúcar en sangre disminuye con mayor velocidad en la mujer que en el hombre, y éste es el motivo por el que se recomienda a la mujer hacer varias colaciones al día. Lo ideal son cinco comidas pequeñas, sin saltarse ninguna. De este modo se evitan las peligrosas disminucio-

los faciales y del cuello, permitiendo que los resultados sean más duraderos que si sólo se estirara la piel.

Poderoso enemigo de la belleza —quita a la piel su lozanía y favorece la aparición de las arrugas—, el tabaco debe abandonarse por lo menos un mes antes de la operación. El hábito de fumar perturba la circulación de la sangre y puede producir desagradables alteraciones a la hora de cicatrizar.

Después de la intervención, aparecen algunos hematomas e hinchazones, y la paciente experimenta una sensación de tirantez, así como de acorchamiento en algunas partes de la cara y el cuello. A medida que avanza el proceso de curación, el aspecto mejora y al cabo de cuatro semanas las molestias remiten y la persona operada puede hacerse una idea de cuál será su nueva imagen. Pasados unos días, es aconsejable aplicar una buena dosis diaria de cremas hidratantes. En cuanto al lavado del cabello, se debe esperar a que el cirujano retire los puntos. Durante varios meses, es de fundamental importancia evitar por todos los medios la exposición a los rayos solares.

Según los especialistas, al salir de una operación de *lifting*, es muy frecuente que la paciente se sienta deprimida. Ello se debe a que entra en el quirófano para quitarse años y sale del mismo convertida en una especie de monstruo, con la cara hinchada y llena de hematomas. Con los métodos tradicionales de la cirugía plástica, este problema tarda alrededor de un mes en resolverse. Pero gracias a una nueva técnica desarrollada por médicos españoles, en cuatro días es posible eliminar los efectos traumáticos de la cirugía estética. Aunque no soluciona todos los inconvenientes del postoperatorio, la técnica ideada por estos especialistas ofrece la ventaja de que en dos o tres días la persona puede sanes de azúcar que inducen a abrir la puerta de la nevera y a atiborrarse con lo primero que se encuentra.

Por otra parte, la hipoglucemia produce molestas cefaleas, una desagradable sensación de irritabilidad y cansancio. Cinco colaciones al día proporcionan al cerebro los 120 gramos de azúcar que necesita diariamente y evita los peligrosos ataques de hambre. Además, se ha observado que la ingestión de 2 000 calorías diarias engordan más si las tomamos en tres comidas que si lo hacemos en cinco. Ello se debe a que el proceso de digestión necesita una cantidad fija de calorías. Por lo tanto, gastaremos más energías si comemos cinco veces al día que si lo hacemos tres. Tal es la nueva estrategia para perder peso que muchas mujeres ya han adoptado con éxito.

El secreto no está en atiborrarnos de chocolate, sino en comer menos y más a menudo. En este sentido, este alimento se ha transformado en un medio para ayudarnos a mantener el hambre a raya.

Cabe señalar que ciertos alimentos como la cafeína, el alcohol y los edulcorantes artificiales desestabilizan la glucemia, la bajan y producen de inmediato una sensación de hambre imperiosa. Por eso el alcohol es el mejor aperitivo. Si lo tomamos antes de la comida, seguro que comeremos más que si prescindimos de él. Además, no olvidemos que el alcohol proporciona 7 calorías por gramo. Esta energía no se utiliza y se almacena directamente en los «michelines».

Para desentendernos del problema del exceso de peso, conviene hacer un plan de comidas que contemple un desayuno copioso. Si al levantarnos no tenemos hambre, es preferible esperar y comer cuando aparezca el apetito. Jamás se debe cometer el error de permanecer en ayunas hasta la hora del almuerzo. En consecuencia es recomendable tomar un tentempié a media mañana. Al mediodía el organismo nos pide proteínas; se las podemos ofrecer en forma de un filete o una pechuga de pollo con ensalada o verduras. Por la tarde un trocito de chocolate o un par de galletas bastarán para mantenernos sin comer hasta la noche.

SOBRE MARGARINAS, JAMONES Y COLESTEROL

Casi no pasa un día sin que el problema del colesterol no nos dé un sobresalto: quienes han cambiado la tradicional mantequilla por la margarina tienen ahora nuevos motivos de preocupación. En efecto, un estudio publicado en la prestigiosa revista médica *The Lancet* ha echado de nuevo las campanas al vuelo. Según sus autores —el equipo pertenece a la Universidad de Harvard—, el consumo habitual de margarina sólida aumenta el peligro de padecer afecciones coronarias y ataques cardíacos debidos a la arteriosclerosis.

Un amplio estudio estadístico llevado a cabo entre 90 000 enfermeras ha revelado que el peligro de sufrir estos procesos es un 50 por ciento mayor en la mujer que en el varón. El riesgo es más alto cuando ésta consume galletitas elaboradas con grasas hidrogenadas del tipo de la margarina. ¿Cómo es posible que la margarina aumente el colesterol, si es un producto fabricado a partir de aceites vegetales que contienen ácidos grasos insaturados? (Se sabe que estos ácidos protegen contra el colesterol y se encuentran sobre todo en los aceites de oliva, maíz, uva y girasol.)

La clave del problema reside en que, para lograr solidificar el aceite con que se elabora la margarina, es necesario someterlo a un proceso de hidrogenación que transforma los ácidos grasos insaturados en saturados. Estos últimos son los responsables del aumento del colesterol «malo», también conocido con el nombre de LDL-colesterol. Por el contrario, tanto el aceite de maíz como el de oliva están compuestos por ácidos grasos insaturados; por eso, bajan los niveles del colesterol «malo» y elevan los del «bueno».

Los valores totales del colesterol dependen de la suma de ambos; así pues, en el caso de tener las cifras elevadas a expensas del «bueno», no debemos preocuparnos. La diferencia entre las dos clases de colesterol radica en que el «malo» se deposita en las paredes internas de las arterias produciendo la placa de ateroma, mientras que el «bueno» tiene efectos protectores.

El colesterol viaja a través de la sangre en diminutos vehículos propios que tienen la forma de una esfera, y reciben el nombre de lipoproteínas. Mientras el colesterol «bueno» viaja en las de alta densidad, el «malo» lo hace en las de baja.

Desconcertada por el continuo y contradictorio bombardeo informativo, la mujer ya no sabe qué hacer para cuidar su salud. Sabe que para evitar la arteriosclerosis debe ingerir menos grasas animales: por eso, ha dejado los embutidos y la deliciosa mantequilla. Ahora ¿qué actitud debe tomar? Para combatir los altos niveles de colesterol, es preferible volver a la tradicional costumbre mediterránea de untar el pan con aceite de oliva; para freír o asar al horno, se aconseja utilizar aceites vegetales, o sustituir la margarina sólida por la líquida.

Para consuelo de los amantes del jamón, se ha descubierto que no toda la grasa proveniente del cerdo es perjudicial para la salud. Hoy se sabe que el tipo de grasa que posee este animal depende fundamentalmente de su alimentación, o sea de qué clase de grasas ingiere. Si come alimentos que contienen ácidos grasos insaturados, éstos aparecerán en la grasa que se deposita en su organismo.

Por el contrario, los rumiantes tienen la propiedad de transformar los ácidos grasos insaturados, procedentes de los vegetales, en ácidos grasos saturados. Ello se debe a las modificaciones químicas que producen las bacterias que se hallan en las cuatro cavidades del estómago de estos animales.

Criado en semilibertad a base de bellotas, la grasa del cerdo ibérico está compuesta por ácidos grasos insaturados como los que contienen dichos frutos. En consecuencia, su grasa es diferente —más ligera y sabrosa— a la de los cerdos criados con pienso y otros alimentos. El cerdo alimentado con bellotas proporciona una grasa con un elevado tenor de ácidos grasos insaturados, sobre todo del ácido oleico, responsable de las virtudes del aceite de oliva. No en vano un destacado experto en nutrición español ha bautizado al cerdo ibérico con el nombre de «oliva con patas». Mientras el aceite de oliva contiene un 72 por ciento de ácido oleico, la grasa del cerdo ibérico tiene un 62 por ciento; en cambio, en los cerdos comunes la proporción es más pequeña: oscila entre un 40 y un 45 por ciento.

El jamón de bellota proviene de animales que son alimentados con pienso, rastrojos y hierbas hasta alcanzar un peso de 80 kilos. Después sólo se les permite comer bellotas y hierbas. Entre la parafernalia de jamones que nos ofrece el mercado, ¿cómo reconocer con ojos de experto el jamón de bellota? Lo identificaremos por la clase de grasa que posee: además de ser más aromática, tiende a infiltrarse en la carne en forma de pequeñas estrías o vetas blancas. Debido a que contiene una alta proporción de ácidos grasos insaturados, su tendencia a licuarse es mucho mayor. Si dejamos colgado el jamón a temperatura ambiente, la grasa se derrite y forma pequeñas gotas, como si sudara.

Por el contrario, el jamón que recibe el nombre «del país» tiene una grasa blanquecina, más sólida y menos transparente, porque está compuesta sobre todo por ácidos grasos saturados, o sea los que contienen la grasa de tipo «animal».

La vida sedentaria no sólo es poco recomendable para las personas; también los cerdos acusan sus efectos. El movimiento y la actividad influyen en cómo se deposita la grasa tanto en los animales como en los seres humanos: el ejercicio favorece que se deposite en forma de diminutos infiltrados en el músculo; por el contrario, mientras la falta de actividad fomenta en el hombre la aparición de «michelines», en el cerdo, el cautiverio es el responsable de la aparición del tocino, cuya proporción de grasa saturada es mucho mayor.

ALIMENTACIÓN Y TRABAJO

Para comenzar el día con el pie derecho, nuestro organismo necesita un desayuno que aporte las energías necesarias. Sin embargo, son pocas las personas que conocen la influencia de una correcta alimentación en el rendimiento laboral. Ya Hans Selye, el descubridor de los mecanismos del estrés, señaló que cuando tenemos el estómago lleno, nos sentimos más sedados y tranquilos. Los efectos de una comilona bastan para demostrarlo.

La salud de la mujer que trabaja requiere que el horario de las comidas y la distribución de los alimentos a lo largo del día sean armoniosos y equilibrados.

Los mismos alimentos que hoy todos conocemos por sus propiedades cancerígenas son los que contribuyen a alterar la motilidad del estómago y a perjudicar la digestión.

Se ha demostrado que una comida abundante en grasas, regada con alcohol y seguida de varios cigarrillos, predispone a los accidentes de trabajo. El exceso de alimentos requiere un mayor aporte sanguíneo al aparato digestivo, que se logra a costa de una disminución del riego cerebral. Por su parte, el alcohol aminora la capacidad de atención y concentración en la tarea.

Los estudiosos de los ritmos biológicos han demostrado que las personas que cumplen sus obligaciones en horarios nocturnos son más propensas a sufrir problemas gástricos. Ello se debe a que acostumbran comer durante el período en que el organismo está programado para el reposo y, por lo tanto, se halla desactivado. Durante la noche la serotonina —esta sustancia es un neurotransmisor que envía mensajes a los distintos centros del cerebro— inhibe el centro bulbar que regula las funciones del aparato digestivo. En consecuencia, también se produce una inhibición del sistema parasimpático. Debido a que los alimentos permanecen durante más tiempo en el tubo digestivo, las digestiones son más lentas y pesadas.

Ciertas tribus se burlaban del hombre civilizado porque éste miraba (y mira) el reloj para comer. En cambio, en contacto con la naturaleza, el hombre primitivo comía cuando tenía hambre. Sin embargo, no experimentaba esta sensación a cualquier hora: el deseo de ingerir alimentos estaba relacionado con su actividad muscular y con el ritmo de los días y las noches. Por el contrario, en nuestras sociedades se come mal y a destiempo, y los horarios se ajustan a las necesidades laborales.

Ciertos hábitos perniciosos van siempre de la mano.

Las personas que desayunan mal, tampoco duermen las horas suficientes. Las largas horas pasadas frente al televisor se roban al tiempo destinado al sueño. Así como los niños que se levantan faltos de descanso, se hallan irritables y con pocas ganas de comer, tampoco los adultos escapan al problema.

Hoy nadie duda de la relación que existe entre ciertas alteraciones digestivas y la falta de armonía entre los horarios de trabajo y los de las comidas. Según los especialistas en nutrición, la ingestión de pequeñas cantidades de comida varias veces al día disminuye la fatiga y aumenta el rendimiento físico e intelectual. Los médicos laborales señalan que la productividad aumenta cuando estas pequeñas colaciones van acompañadas de un breve período de descanso.

Como ya se ha dicho, se ha demostrado que si una persona desea hacer una dieta adelgazante, ésta tendrá más éxito si los alimentos se reparten en cuatro o cinco comidas que si se ingieren en sólo dos o tres.

EL DESAYUNO, EL GRAN AUSENTE

Como cualquier máquina, nuestro organismo no puede funcionar si no recibe suficiente combustible. Para crecer, desarrollarse, jugar, estudiar y combatir el frío, los niños necesitan tomar un desayuno abundante y equilibrado. Es imposible pretender un buen rendimiento escolar si el cerebro carece de las cantidades necesarias de hidratos de carbono.

Entre los adultos, la situación no varía demasiado. La falta de alimentos que aportan energía al sistema nervioso se traduce en una dificultad para concentrarse en el trabajo y en un escaso rendimiento intelectual.

Por sus pasos contados, un mal desayuno nos induce a que también las demás comidas del día lo sean. Para paliar las consecuencias de los famosos «bajones de azúcar» que aparecen a media mañana, en España, por ejemplo, se recurre al tradicional bocadillo. A la fatiga producida por el escaso desayuno, debemos sumar ahora la sensación de amodorramiento, debida a la ingestión del bocadillo; por regla general, se trata de una comida abundante y mal equilibrada, rica en grasas y embutidos. Muchas personas acostumbran acompañar el bocadillo de media mañana con un vaso de cerveza que proporciona calorías vacías —es decir, que no se utilizan, sino que se transforman en grasa— y producen una sensación de somnolencia. Sin embargo, como a esa hora solemos beber de forma consuetudinaria, ya no nos damos cuenta de que nos falta la lucidez y creemos que sentirse así es lo normal. Para obtener la energía necesaria, el desayuno debe contener cantidades armoniosas de grasas, hidratos de carbono y proteínas. Es conveniente que la primera comida de la mañana nos proporcione entre el 20 y el 25 por ciento de las calorías diarias.

Un buen desayuno debe contener alimentos energéticos —grasas en forma de margarina o mantequilla, e hidratos de carbono en forma de pan, cereales, azúcar y mermelada—, y frutas que nos provean de la vitamina C y algunas del grupo B. Por último, las proteínas también deben estar presentes en los productos lácteos de la primera comida del día.

2

LA BELLEZA

CON EL CUERPO AL SOL

En nuestra cultura, una piel bronceada es símbolo de bienestar, salud y belleza. Fuente de vida, los rayos solares estimulan el metabolismo y la síntesis de vitamina D, una sustancia que ayuda a fijar el calcio y a prevenir la osteoporosis. Pero, además, los rayos ultravioleta poseen una importante acción antianémica y transforman los carotenos en vitamina A, indispensable para mantener la tersura, la hidratación y la flexibilidad del cutis.

La helioterapia activa las secreciones de la piel, y es un poderoso estimulante de la circulación de la sangre que discurre por los vasos de la dermis. En dosis moderadas, aumenta el espesor y la resistencia epitelial; por si fuera poco, al excitar las terminaciones nerviosas localizadas en la dermis, el aire, el agua y el ejercicio otorgan una indiscutible sensación de bienestar.

Cuando brilla el sol, todos nos sentimos mejor y más animados; sus rayos lumínicos son el antidepresivo que nos brinda la naturaleza. Hoy esta propiedad es utilizada por los psiquiatras para tratar los estados depresivos.

No bien los rayos solares actúan sobre la piel, ésta se transforma en el escenario de numerosas modificaciones. Debido a la vasodilatación, sobreviene un enrojecimiento, seguido de un aumento de la pigmentación y de un espesamiento de las capas superficiales. La formación de melanina es una repuesta normal ante el estímulo lumínico. Si éste es intenso, o la reacción individual es exagerada o está alterada, sobrevienen una serie de fenómenos que reciben el nombre de *fotodermatosis*. Estos fenómenos abarcan una amplia gama de reacciones que van desde el simple eritema solar, hasta las pecas y la degeneración tumoral.

En su mayor parte, los rayos ultravioleta son absorbidos por las capas superficiales de la piel; también la fina película de sudor despliega una potente acción fotoprotectora. Se ha demostrado que una capa de secreción sudoral de un milímetro de espesor es capaz de filtrar hasta el 75 por ciento de las radiaciones luminosas. La congestión cutánea es una importante defensa contra el eritema actínico; sin embargo, esta acción se ve atenuada por la inmersión en el agua o cuando sopla una brisa refrescante. Por eso, nos quemamos más durante los días nublados —los rayos ultravioleta atraviesan las nubes—, o si nos sumergimos continuamente en el agua.

Debido a la abundante capa de secreción lipídica que la cubre, la piel grasa —cuya textura es casi siempre más gruesa y queratinizada— está más protegida de los rayos solares que la piel seca. No obstante, si esta última está bien hidratada —sobre todo por la transpiración—, los resiste bien. El ácido *urocámico*, una sustancia propia del sudor, es el filtro solar natural que nos proporciona el organismo.

No cabe duda de que los efectos actínicos varían con las condiciones de la reflexión de la luz sobre la superficie corporal, y dependen del clima, el paisaje y la estación del año. En verano la radiación es mayor; por otra parte, los rayos que caen perpendicularmente sobre la piel la dañan menos que si lo hacen de forma tangencial. Mientras en la nieve la reflexión oscila alrededor del 60 por ciento, en la arena es sólo de un 20 por ciento.

La intensidad de los rayos ultravioleta varía con la altura del sol sobre el horizonte, la hora en que se toman los baños y la altitud; por eso, sus efectos son menores a nivel del mar que en la alta montaña. En cuanto al tono del bronceado, éste varía según el lugar: en la llanura y a la orilla del mar tiende al pardo oscuro; en la montaña y la nieve, al bronce rojizo.

Bajo los efectos de los rayos ultravioleta, nuestro organismo produce radicales libres, unas sustancias mortíferas que se fijan en las membranas celulares. Debido a su acción tóxica, se produce la degradación del colágeno y la elastina, con rotura de sus fibras y pérdida de la elasticidad. Otros signos de envejecimiento precoz de la piel por la acción del sol son las pecas, las manchas oscuras o «manchas de la edad», y las finas arrugas que aparecen alrededor de los ojos, el labio superior, las manos y el cuello.

A medida que envejecemos, la piel se reseca y pierde flexibilidad, y la epidermis se vuelve más delgada. Estos fenómenos se ven favorecidos por las radiaciones solares que también afectan al ADN o *ácido desoxirribonucleico*.

Con el paso del tiempo, si los efectos de los rayos actínicos han sido demasiado intensos, el material genético de las células cutáneas puede alterarse dando origen a tumores epiteliales y a los peligrosos melanomas. Debido a los nuevos agujeros que se han producido en la capa de ozono, su poder protector contra las radiaciones solares ha disminuido de forma alarmante; algunos especialistas hablan de cifras que llegan a un 30 por ciento. En consecuencia, se han incrementado las radiaciones comprendidas entre las longitudes de onda que favorecen el eritema solar, los epiteliomas, los carcinomas y los melanomas malignos. Se calcula que en los próximos 80 años el incremento de estos tumores será de casi un ciento por ciento. Por este motivo, las autoridades sanitarias aconsejan que siempre que se esté al aire libre —aun caminando por la ciudad—, se utilicen sombreros de ala ancha y cremas que lleven un alto factor de protección contra los rayos ultravioleta. Tras las primeras exposiciones al sol, las consultas dermatológicas y de especialistas en alergia se atiborran de pacientes afectados por los rayos ultravioleta. Por fortuna, habitualmente se trata de síntomas poco importantes; sin embargo, a veces adquieren los matices de una verdadera enfermedad.

Después de tomar el sol durante períodos muy cortos —entre 30 segundos y 5 minutos—, la piel de los pacientes afectados por la urticaria solar presenta habones sumamente pruriginosos que desaparecen al cabo de unas horas. Estas lesiones, bastante raras, aparecen sobre todo en mujeres jóvenes, y suelen coexistir con otras enfermedades, como el lupus eritematoso y la porfiria. Para prevenir estas molestias, los especialistas indican el uso de potentes filtros solares y administran antihistamínicos en dosis altas.

En presencia de la luz solar, ciertas sustancias aplicadas sobre la piel, o administradas por vía general, pueden actuar como detonantes de reacciones de fotosensibilidad. Los especialistas las clasifican en dos tipos: la fototoxicidad y la fotoalergia. Mientras la fototoxicidad es un fenómeno que aparece cuando una sustancia química se introduce en las células de la piel alterando su composición química, la fotoalergia se produce cuando se produce un segundo contacto entre la piel y la sustancia culpable.

Las lesiones fototóxicas se desencadenan al tomar el sol, y consisten en una erupción desproporcionada al grado de exposición. Por lo general, duran unas semanas, y al cabo de algunos meses terminan por desaparecer.

Entre los elementos fototóxicos que más afectan a la mujer, se encuentran los perfumes y otros productos cosméticos, como ciertas cremas solares; muchos de ellos suelen contener aceite de bergamota y lima, cedro, lavanda, limón y sándalo. Por fortuna, los laboratorios han ido sustituyendo estas sustancias por otras menos agresivas. Las reacciones fototóxicas producidas por los perfumes son muy fáciles de diagnosticar; las lesiones presentan una distribución en gota que coincide con la zona donde ha sido aplicada la sustancia.

Ciertos insecticidas, perfumes y medicamentos contienen alquitranes, que en contacto con la piel desencadenan reacciones que suelen durar varias semanas. Los colorantes propios de algunos cosméticos y medicaciones tópicas que contienen *fluoresceína* producen efectos similares. Lo mismo ocurre con las *sulfamidas*, las *tetraciclinas* y el *ácido nalidíxico*; si las personas que toman estos antibióticos se ponen en contacto con el sol, pueden sufrir ampollas.

En cuanto a la dermatitis ampollosa de los prados, es una lesión muy curiosa que aparece en las personas sensibles que han tomado el sol en contacto directo con la hierba. La sustancia culpable es la *furocumarina*, que se encuentra en las hojas de una gran variedad de plantas.

Como ya dijimos, las reacciones que aparecen en la fotoalergia se pueden desencadenar con pequeñas dosis de las sustancias sensibilizantes. Si después de un segundo contacto la persona afectada se expone al sol, a las 48 horas desarrollará un cuadro clínico muy parecido al eccema. Otras veces la lesión adquiere la forma de urticaria. Aunque se haya suspendido el contacto con la sustancia detonante de la sensibilidad, ésta puede durar años. Pueden producir este efecto ciertos antihistamínicos, los sedantes y tranquilizantes, y las *salicilanilidas* que se utilizan en la fabricación de algunos desodorantes, colonias y antisépticos. También desencadenan este tipo de reacciones los diuréticos que contienen *clorotiazidas*, los edulcorantes del tipo de los ciclamatos y algunos filtros solares cuya fórmula lleva *ácido para-amino-benzoico* (PABA).

Las personas que padecen fotoalergia suelen reaccionar de forma favorable a la administración de antihistamínicos orales y a los tópicos de corticoides. Sin embargo, en los casos más rebeldes será necesario evitar por todos los medios la exposición a la luz solar durante dos o tres semanas. Por lo general, para prevenir estas lesiones basta con evitar la sustancia fotosensibilizante; la utilización de un filtro adecuado permitirá disfrutar con tranquilidad de las caricias del sol sin sufrir sus efectos adversos.

Cuando pasamos demasiado tiempo al sol sin tomar las precauciones necesarias, la piel puede quemarse, formando dolorosas ampollas, acompañadas de un prurito intenso.

Si las quemaduras son muy extensas, se afecta el estado general; el cuadro clínico se completa con decaimiento, fiebre y algunos trastornos digestivos. A los pocos días se produce una intensa descamación de la zona afectada.

El tratamiento de las lesiones consiste en hidratar la piel y suministrar antihistamínicos que alivien el prurito. Si aparecieran inflamación y edema, el médico indicará la aplicación de una crema con corticoides. Los antihistamínicos locales alivian momentáneamente los síntomas, pero pueden agravar el cuadro si la persona afectada vuelve a exponerse al sol.

Toda mujer que desee conservar la juventud de la piel debe aprender a protegerse de los rayos solares. Para ello le conviene seguir los siguientes consejos:

- Siempre que vaya a pasar mucho tiempo al sol recurra a la protección de un sombrero de ala ancha o a un parasol.
- Utilice un protector solar adecuado a su piel; aplíquese una crema que contenga como mínimo un factor de protección solar número 8.
- Aplíquese la crema solar unos 15 minutos antes de exponerse al sol. Recuerde que las orejas, la cara, la nariz y el cuello son zonas especialmente sensibles a los rayos ultravioleta.
- No olvide que algunas prendas —sobre todo la ropa confeccionada con telas de nailon o rayón— permiten el paso de los rayos solares. Por eso, es aconsejable que limite el tiempo de exposición al sol, aun si está completamente vestida.
- Evite los baños de sol durante las horas del mediodía. Las mejores horas son las primeras de la mañana y las últimas de la tarde.

- Use las bases de maquillaje que contengan un protector solar. Éstas también deben utilizarse para andar por la calle, aun en días nublados.
- Nunca utilice jabones desodorantes para la higiene de las zonas de la piel que luego expondrá al sol. Tampoco es aconsejable que se perfume para ir a la playa o la piscina.
- Si está tomando algún medicamento, antes de exponerse al sol consulte con su médico.
- Beba abundantes cantidades de zumos y líquidos; ello le ayudará a mantener la piel hidratada.

LA CIRUGÍA ESTÉTICA

Decía el filósofo Schopenhauer que la belleza es una carta de presentación que abre de antemano los corazones. También es una de las claves del éxito. En los años que corren, la cirugía estética es tan esencial para quienes viven de las candilejas como para los políticos, los ejecutivos y los que buscan una nueva relación de pareja.

Todavía hoy, en materia de belleza, los hombres son más conservadores; por cada nueve mujeres que recurren a operaciones plásticas, tan sólo un hombre entra en el quirófano para embellecerse. Mientras las mujeres se sienten psicológicamente más libres para cambiar de imagen y transformarse en mil personajes distintos, los varones rara vez varían su peinado o su forma de vestir. Sin embargo, la feroz competencia laboral ha llevado al hombre a la necesidad de mejorar su aspecto y cada vez con más frecuencia solicita operaciones de nariz y párpados. Esta última es la intervención más sencilla y de mayor rentabilidad, pues borra de un plumazo el aspecto de cansancio que atenta contra la imagen agresiva que actualmente se busca. No obstante, es necesario tener en cuenta que la corrección de un defecto puede resaltar otro, por leve que sea. Por eso, a veces es necesario combinar dos o más operaciones correctoras.

Aunque lord Bacon decía de «no hay belleza exquisita sin algo extraño en las proporciones», el cirujano plástico las debe respetar al máximo. Para poder transformarlo en un cincel, cierta vena artística debe inspirar su bisturí. El cuerpo humano no es un material escultórico como el mármol, la piedra o la madera, donde las formas quedan fijadas para siempre. Por el contrario, como si fuera la trama del tejido de Penélope, una soldadura biológica se hace y se deshace de forma continua. Mientras la calidad de la «costura» depende del arte del cirujano, los resultados finales de una buena cicatriz están supeditados a la naturaleza biológica y genética del paciente. En un 90 por ciento de los casos, los resultados definitivos, así como la estabilidad de una operación estética, sólo pueden apreciarse al año de haber sido realizada. Por este motivo, todos los cirujanos plásticos recomiendan a sus pacientes que los visiten después de la intervención, pues entonces puede ser el momento apropiado para hacer algunas correcciones.

Mientras los especialistas norteamericanos prefieren los pómulos salientes y los *liftings* que por exagerados conllevan el peligro de una pérdida de la personalidad, los cirujanos europeos son más conservadores y se atienen a cánones estéticos intemporales. Para ellos, una cirugía ideal debe conseguir resultados tan armoniosos y naturales que quien observe un rostro operado perciba que la persona está más bella y joven, pero no se dé cuenta de que ha pasado por el quirófano.

No obstante, toda mujer está sujeta no sólo a la propia percepción de su imagen corporal, sino también a la opinión que de ella tienen los demás.

Los cánones de belleza varían según las épocas. Hoy nadie puede considerar hermosas a las casi prehistóricas Venus de Willensdorf o de Grimaldi, cuyos vientres deformes y abultados más bien sugieren el culto a la fecundidad; en cuanto a la celulitis de las opulentas mujeres de Rubens, nos produce rechazo.

Mientras en la época grecorromana la mujer prefería un pecho proporcionado, en la Edad Media la aspiración de tener un busto de adolescente la llevó a vendárselo. A finales del siglo pasado y principios de éste, los ideales maternales y femeninos equivalían a poseer unos senos abundantes. Más tarde, llevada por el ansia de emancipación y el deseo de acceder a profesiones hasta entonces consideradas masculinas, la mujer de los años treinta exigió un pecho pequeño, «menos femenino», y que no le molestara para practicar deportes como el tenis. Superada esta tendencia, en la década de los noventa el equilibrio y la armonía son los patrones que vuelven a imperar.

La relación médico-paciente que se establece antes de la intervención embellecedora es de fundamental importancia para sopesar con tranquilidad si la cirugía que pide el cliente está realmente indicada. A veces se puede evitar una operación mediante un retoque de maquillaje u otros trucos o tratamientos.

Cuando se hace una indicación quirúrgica, es necesario que la persona interesada tenga bien claro qué técnicas es posible utilizar y qué le puede ofrecer el cirujano. Si bien la cirugía plástica es la cirugía de la ilusión, el bisturí no es una varita mágica.

Por lo general, las pacientes suelen olvidar muy pronto el aspecto que tenían antes de la operación. Por eso, antes de ser intervenidas, es preciso tomarles todas las fotografías que sean necesarias. Gracias a las mismas, podrán comparar su aspecto anterior con el nuevo. En el caso de la cirugía de la cara, las fotos también son importantes para el cirujano, pues le permiten estudiar las proporciones del rostro y determinar los tipos de cambios que conviene realizar.

Antes de llevar a cabo una rinoplastia o una operación de pómulos o mentón, algunos especialistas acostumbran hacer mascarillas de yeso. Los más ortodoxos opinan que esto forma parte de la «coreografía» que muchos advenedizos utilizan para impresionar al cliente. No obstante, algunos cirujanos emplean las mascarillas como material orientativo, antes de hacer alguna de las intervenciones señaladas. En cuanto a la utilización del ordenador, existen programas para proyectar las correcciones que funcionan con tarjetas digitalizadas que se acoplan a una cámara de vídeo. Sin embargo, este moderno medio es incapaz de predecir los resultados, pues éstos dependen en gran medida de la mano del especialista y del terreno biológico del paciente. En consecuencia, la mayor parte de los cirujanos todavía prefiere valerse del tradicional material fotográfico.

La cirugía plástica tiene efectos psicoterapéuticos, y cada corrección de la estética facial o corporal sólo conseguirá un resultado satisfactorio si logra un cambio positivo de la imagen que de sí tiene la paciente. De dicha imagen dependen sentimientos tan importantes como la seguridad en sí mismo, la autoestima y la sensación de bienestar.

¿Reviste la cirugía estética algún riesgo? Dado que el paciente entra en el quirófano con un buen estado de salud, los peligros que corre son desdeñables. Como es lógico, no están excluidos los riesgos inherentes a toda intervención quirúrgica, como los derivados de una anestesia general. No obstante, el porcentaje de complicaciones de la cirugía plástica es muy reducido.

El *lifting*

Mientras algunas mujeres necesitan hacerse un *lifting* pasados los 35 años, a otras la naturaleza de sus tejidos les permite esperar hasta los 50 o 60 años.

Tanto la estructura ósea como los factores hereditarios y la textura de la piel juegan un papel importante en los resultados. Lo mismo puede decirse de los cutis muy castigados por el sol y de la flaccidez congénita. No todas las mujeres pueden quitarse la misma cantidad de años mediante esta técnica. No obstante, los expertos sostienen que el *lifting* retarda el posterior envejecimiento.

Cuando es necesario hacer intervenciones de tipo combinado, pueden llevarse a cabo en una sola sesión conjunta o de forma aislada, sin dejar pasar mucho tiempo entre una y otra operación. De este modo, se evitan los cambios de aspecto bruscos y sucesivos que pueden resultar chocantes. Cabe recordar que, por contraste, un *lifting* puede resaltar mucho las bolsas que se forman debajo de los ojos, por cuyo motivo se recomienda quitarlas

Como las incisiones se llevan a cabo en el cuero cabelludo y a lo largo del pliegue cutáneo que se encuentra por delante y por detrás de los pabellones auditivos, las cicatrices quedan ocultas. El cirujano despega en las zonas señaladas la piel de la cara; y si el *lifting* es profundo, se retocan los músculos y la capa aponeurótica que los recubre. Al tensarla, arrastra consigo los múscu-

lir a la calle sin que se observen las secuelas de la intervención.

El secreto de esta operación consiste en reemplazar la lidocaína, que se usa como anestésico local, por suero frío. Mediante un ordenador se regula el volumen y la presión del líquido que se debe introducir. Al pasar a presión por la zona que ha de operarse, se evita el sangrado, el dolor y el proceso inflamatorio. Por otra parte, el cirujano sustituye los cortes con tijera o bisturí por técnicas de disección menos agresivas.

Antes de la operación, se realiza un tratamiento destinado a hidratar la piel a base de sueros y una serie de nutrientes como el colágeno y la elastina. Gracias a estos productos, se acelera el proceso de cicatrización. Al producir una mayor oxigenación de la sangre, el ozono contribuye a acelerar este proceso. Además, ayuda a la eliminación de los vómitos, uno de los molestos efectos secundarios de la anestesia.

Por último, no hay que olvidar que las técnicas endoscópicas también han llegado a la cirugía plástica; gracias a ellas las cicatrices y el tiempo de recuperación son sensiblemente menores.

El *lipofilling*

Para retocar las arrugas después del *lifting*, se pueden utilizar inyecciones de colágeno o de grasa proveniente de los tejidos extirpados o de la pared abdominal. En este último caso, es necesario extraer grasa mediante pequeñas incisiones; en consecuencia, se producen hematomas que muy pronto se reabsorben. Debido a que la grasa sola no «prende», su extracción debe ir acompañada de los capilares nutricios que alimentan los adipocitos; se da este nombre a las células destinadas a almacenarla.

La piel del lugar donde se hace el injerto debe ser levantada para que los capilares de dicha zona se inserten en el fragmento implantado y puedan nutrirlo. En caso contrario, la grasa se podría reabsorber y calcificar. Aun así, alrededor del 65 por ciento se reabsorbe al cabo de un tiempo. El resto permanece en el lugar del implante de forma duradera.

En cuanto a la silicona, se debe aplicar con muchísimo cuidado, en cantidades muy pequeñas y en sesiones repetidas. Si se inyectan grandes cantidades de esta sustancia, se pueden producir serios problemas. Sólo se debe utilizar en épocas en que no haya una radiación solar excesiva, pues la silicona puede dar lugar a pigmentaciones cutáneas indeseables. Por este motivo, está prohibida por la FDA (Food and Drug Administration, organismo que en Estados Unidos autoriza la venta de alimentos y productos farmacéuticos). En España, la silicona suele utilizarse con mucho desconocimiento. Para que el usuario no sepa que se le inyecta este tipo de sustancia, se suele camuflar bajo diversos nombres. Por fortuna, después del escándalo que produjo el uso de silicona en las prótesis mamarias, los especialistas se han vuelto más cautos.

Los implantes de colágeno constituyen la técnica más adecuada para tratar grandes volúmenes o quitar las arrugas con mayor rapidez. Su inconveniente radica en que, además de reabsorberse con el tiempo, el coste es muy elevado.

La blefaroplastia

Inequívocas señales del paso de los años, tanto las bolsas como la caída de la cola de las cejas y de la piel del párpado superior suelen deberse a una clara tendencia familiar. Mediante la blefaroplastia no sólo es posible quitar la grasa de las bolsas, sino restaurar la tensión del músculo orbicular de los párpados, cuya misión es cerrar el ojo. Las incisiones que exige esta operación son tan sutiles que al cabo de unos meses las cicatrices casi no se notan. Tan sólo al principio se observan debajo de los párpados unas líneas rojizas que se extienden un poco más lejos de las «patas de gallo».

Como es lógico, después de la operación pueden producirse cardenales e hinchazón. No es raro que aparezca cierta dificultad para cerrar los ojos, así como un aumento del lagrimeo, que el médico solucionará con un colirio. El paciente no debe inquietarse si observa pequeñas modificaciones de la acomodación de la vista; ello se debe al aumento de la tensión de los músculos palpebrales. No bien éstos hayan recobrado su tono habitual, la visión se normalizará.

La rinoplastia

La cirugía de la nariz es la intervención estética más solicitada. Conocida desde la antigüedad, la cirugía estética debe esta técnica a una brutal costumbre antaño muy difundida entre los hindúes. Según la tradición, a los ladrones y mujeres infieles se les cortaba la nariz. Para disimular la mutilación, se reconstruía con un trozo de piel que se obtenía de la frente. El método se conoce con el nombre de «colgajo indio».

Para realizar una rinoplastia, los especialistas aconsejan esperar a haber cumplido los 17 años, edad en que finaliza el crecimiento de los huesos nasales. Sin embargo, cuando una nariz desproporcionada es causa de serios conflictos psicológicos, la operación puede realizarse a edades más tempranas.

Dado que toda la intervención se lleva a cabo en el interior de la nariz, no produce cicatrices visibles. Se aconseja hacer la operación bajo anestesia general. Para dar sostén a la pirámide nasal, se suele recurrir a los mismos tejidos del paciente (injertos de hueso extraído de la cadera, una costilla o del cartílago de la oreja). En el caso de que exista una dificultad respiratoria, puede ser necesario modificar el tabique nasal o extirpar los cornetes.

La lipoescultura

También conocida con el nombre de lipoaspiración, esta técnica permite eliminar los excesos de grasa localizados en determinadas partes del cuerpo, como las caderas, el abdomen y el pliegue interno de la articulación de la rodilla. La gran ventaja de este tratamiento reside en que se hace en pequeñas etapas, de modo que el paciente no necesita interrumpir sus actividades habituales. Para llevar a cabo la liposucción se introduce una minúscula cánula a través de pequeñísimas incisiones en la piel, de modo que las cicatrices que no miden más de 2 milímetros se noten lo menos posible. Como es lógico, la lipoescultura no sustituye una dieta adelgazante.

Existen diversos tipos de lipoescultura:

- *La lipoplastia superficial.* Basada en la técnica de la liposucción, la lipoplastia superficial ha permitido superar muchos de los inconvenientes y limitaciones que la edad del paciente y la calidad de la piel imponían al método tradicional.

  Especialmente indicado para eliminar las «pistoleras», la papada, la grasa de las caderas y de la cara interna de las rodillas, gracias a este nuevo procedimiento es posible aspirar en una sola sesión quirúrgica hasta 3 y 4 kilos de adiposidad. Ello se debe a que con este método la pérdida sanguínea es mucho menor que con la técnica clásica. En consecuencia, también los desagradables hematomas postoperatorios son menos importantes. Gracias a estas ventajas, esta técnica también se puede aplicar en pacientes mayores, o cuya piel es de peor calidad debido a la flaccidez o las estrías.

- *La lipoescultura ultrasónica.* Para facilitar la extracción de la grasa acumulada en las células del tejido adiposo, algunos especialistas ya utilizan la última novedad en materia de lipoescultura: debido a la acción del ultrasonido, la grasa se funde y se aspira con más facilidad.

  Con el fin de favorecer una perfecta readaptación de la piel a la nueva forma corporal, la semana que sigue a la operación el paciente debe llevar un vendaje compresivo. Durante el mes siguiente, en los casos en que se ha quitado grasa del abdomen o de las caderas, el vendaje es sustituido por una faja especial.

- *Anticuerpos contra la grasa.* Mientras los expertos en genética se hallan ocupados en encontrar la forma de reparar los genes defectuosos que estimulan las ganas de comer, los biólogos centran sus esfuerzos en conseguir anticuerpos destinados a destruir los depósitos de grasa.

Desde hace una década dos médicos británicos, Chris Henshaw y David Flint, se hallan trabajando con el fin de lograr este propósito. El resultado, una chuleta de cerdo apenas rodeada por una cinta de grasa delgada y transparente, movería la envidia de más de un obeso. Todo hace pensar que muy pronto hombres y mujeres podrán beneficiarse con la misma técnica con que se logró la magra chuleta de cerdo: la introducción en el tejido adiposo de anticuerpos destinados a destruirlo.

Dos son los nuevos métodos destinados a destruir de por vida los «michelines». El primero consiste en la extracción de células adiposas del cuerpo humano y en la ulterior inyección de las mismas en un ratón, cuyo sistema inmune reacciona generando anticuerpos contra los adipocitos. Una vez conseguidos los anticuerpos, éstos se multiplican en el laboratorio y se inyectan en los depósitos grasos. En ambos casos, el tratamiento requiere varias inyecciones y dura meses o años.

En cuanto al segundo método, consiste en activar en el laboratorio los propios anticuerpos que en estado latente posee nuestro tejido adiposo. Una vez logrado este propósito, se vuelven a inyectar en el ser humano.

Según Chris Henshaw, si los anticuerpos inyectados se dosifican de forma correcta, no existe peligro alguno de que ataquen a otras células del organismo. Sin embargo, dado que destruyen de por vida las células adiposas, de forma inevitable surge una pregunta: ¿Adónde van a parar las grasas que ingerimos y las que forma nuestro propio organismo? ¿Permanecen circulando en la sangre, o se depositan en las arterias en forma de placas de colesterol?

Antes de utilizar el método, sería importante conocer la respuesta.

La abdominoplastia

Esta intervención está indicada en mujeres que han sufrido grandes aumentos de peso y pérdidas posteriores, o en aquellas cuyos embarazos múltiples han determinado una gran flaccidez de la pared abdominal. La abdominoplastia no está destinada a hacer perder peso, sino que busca restaurar la tensión normal de los músculos y la piel del abdomen. Por eso, los especialistas recomiendan que previamente la interesada logre un peso aproximado al normal.

La dermolipectomía se hace con anestesia general, a través de una incisión que se extiende por encima del vello pubiano. El cirujano levanta la piel abdominal de modo que ésta pueda descender. Para evitar que el tensamiento arrastre el ombligo hacia abajo, también se despega la piel que lo rodea. Por último, se estiran los músculos distendidos y se extirpa el sobrante de piel. En cuanto a las cicatrices resultantes, poco a poco se van atenuando. Esta operación permite hacer retoques sucesivos.

La disminución de la sensibilidad que se experimenta en la región abdominal inferior es un fenómeno normal que desaparece al cabo de unos meses. El tiempo de hospitalización es de unos 3 a 7 días. Después de la operación se recomienda utilizar una faja.

La mamoplastia

Existen diversos tipos:

• *Mamoplastia reductora*. Esta operación está destinada a reducir y remodelar los pechos excesivamente grandes y caídos. Gracias a la extirpación de la piel sobrante, así como de parte de la glándula y del exceso de grasa, se logra una importante reducción del volumen de la mama.

Si bien existen diversas técnicas, la mayoría de los especialistas se vale de incisiones que se llevan a cabo alrededor de la aréola del pezón y a la altura del pliegue submamario. Gracias a la cirugía endoscópica, en la actualidad las incisiones son mucho más pequeñas y menos visibles.

Para evitar que las cicatrices resulten muy evidentes, es necesario suturar la incisión con el máximo cuidado. No obstante, las cicatrices del surco submamario suelen ser las que más se notan; por fortuna, con el tiempo se reducen notablemente. La intervención requiere anestesia general y un período de hospitalización de 2 o 3 días, seguido de una semana de reposo absoluto.

Durante el postoperatorio inmediato se observan hematomas y una cierta tumefacción mamaria. Uno de los riesgos de la mamoplastia reductora es la pérdida de la sensibilidad de la aréola y el pezón, inconveniente que mejora con el tiempo. Si el cirujano utiliza una técnica que interrumpe la circulación de la leche por los conductos galactóforos, la lactancia podría verse afectada.

• *Mamoplastia de aumento*. Esta operación, llevada a cabo con anestesia general, consiste en colocar una prótesis mamaria por debajo de la mama o del músculo pectoral. Para ello, el cirujano hace pequeñas incisiones por debajo de la axila, alrededor de la aréola mamaria y a nivel del surco submamario. La mamoplastia aditiva requiere una semana de reposo absoluto; pasado este período, se extraen los puntos. Para impedir que se produzca la retracción de la cápsula de tejido conjuntivo que el organismo forma alrededor de la prótesis, los especialistas recomiendan hacer masajes mamarios durante los dos meses que siguen a la operación. Se desconocen las causas de esta complicación, que ocurre en el 10 por ciento de los casos. Con el fin de evitarla, muchos cirujanos aconsejan la utilización de prótesis rugosas. De todos modos, si se produce este inconveniente, se suele tratar mediante la resección quirúrgica a través de las mismas cicatrices de la mamoplastia.

Existen varios tipos de prótesis: algunas constan de dos compartimientos; mientras uno de ellos lleva un gel de silicona, el otro es hinchable. Estas prótesis se utilizan en los casos de extirpación mamaria por cáncer, para adecuar el volumen de la mama que se quiere reponer al de la sana. Las de un solo compartimiento se suelen emplear cuando se desea introducir una prótesis de gran tamaño a través de incisiones muy pequeñas.

Si la molécula del líquido inyectado en la prótesis hinchable es de menor tamaño que los poros del material con que está fabricada, existe el riesgo de que pueda escapar a través de ellos, produciendo arrugas y pequeñas lesiones en la piel de la mama. Antes de realizar la intervención, el cirujano estudia cuál es el tipo de prótesis que más conviene a la paciente.

En un 4 por ciento de los casos, las prótesis que llevan poliuretano producen tumores hepáticos. Cabe señalar que tanto en España como en algunos países de América Latina muchos fabricantes norteamericanos venden productos cuya comercialización todavía no está aprobada por la FDA norteamericana. Los especialistas recomiendan que las mujeres que llevan este tipo de prótesis visiten periódicamente a su médico para hacerse pruebas hepáticas y que éste las vigile muy de cerca. Ante la más pequeña duda, la prótesis debe ser retirada para cambiarla por una de otro tipo.

En cuanto a la polémica desatada hace unos años acerca de la peligrosidad de las prótesis de silicona, todavía no está dicha la última palabra. Una firma suiza ha desarrollado una nueva prótesis mamaria que en lugar de silicona lleva como relleno triglicéridos naturales, sustancias provenientes del aceite de soja, cuya composición química es la misma que la de la grasa humana. La principal ventaja de la nueva prótesis reside en que, en caso de fuga por rotura, los mecanismos naturales del organismo se encargan de absorber y digerir los triglicéridos, lo que no sucede con la silicona. Como es lógico, al llevar ácidos grasos de la misma naturaleza de los que existen en el organismo, tampoco produce cáncer.

Debido a que está rellena de aceites y grasas naturales, esta prótesis permite la observación del pecho por medio de los rayos X. Además no interfiere la lactancia materna, pues va insertada debajo de la glándula mamaria.

Cirugía de la flaccidez mamaria

Esta intervención se lleva a cabo en los casos en que la mama ha sufrido una importante caída. Similar a la mamoplastia reductora, no es necesario extraer grandes cantidades de tejido mamario; en consecuencia, las complicaciones postoperatorias son muy escasas. Si la caída es mínima, sólo es necesario resecar la piel que rodea la aréola. Por lo tanto, esta intervención deja una cicatriz. La mamopexia exige una semana de reposo postoperatorio; no es necesario tomar otro tipo de precaución que llevar un sostén adecuado.

DE PERLAS

Umberto Eco, autor de *El nombre de la rosa*, dice que debemos contener la risa por dignidad; no obstante, matiza, en ocasiones, hay que estimularla. Bill Clinton basó parte del éxito de su campaña electoral en una sonrisa que inspiraba confianza y seguridad. Cuando aceptó encarnar el papel de una mujer menor que ella, Jessica Lange se vio obligada a recurrir al modelado dental, una novedosa técnica que da a la risa un toque de frescura y juventud.

Desde la adolescente que sufre un traumatismo, hasta el cantante cuya dentadura se debilita y comienza a moverse con el paso de los años, todos experimentamos la falta de un diente como un daño irreparable. Sin embargo, gracias a los modernos métodos de implante, ya no hay por qué sufrir los efectos negativos de esta pérdida.

La preocupación por salvar o sustituir la dentadura es milenaria: en la cuenca del Mediterráneo se han descubierto «puentes» de oro y otras clases de prótesis que datan del 1500 a. C. Ya en el papiro de Ebers se habla de los dientes «flojos», y se menciona el uso de ciertos remedios destinados a reafirmarlos.

Utilizados en primer lugar por la industria bélica y los traumatólogos, muy pronto el acero, el vitalio y el titanio fueron adoptados por la odontología. Este último material se usa en esta especialidad desde 1965.

En cuanto al cepillo de dientes, este adminículo fue inventado en 1771 por un presidiario inglés. Con flemática paciencia labró en un hueso de pollo pequeños orificios a través de los cuales pasó las cerdas. Gracias a su invento, al salir de la cárcel se hizo millonario.

Hasta hace cuatro décadas, sólo se conocían dos tipos de prótesis dentales, las fijas y las removibles. Tanto los dientes artificiales aislados como las prótesis tradicionales pueden terminar dañando las piezas sanas; además, debido a la pérdida de hueso, a medida que el organismo envejece, las dentaduras postizas comienzan a moverse excesivamente y, en consecuencia, resultan incómodas y dificultan la masticación.

Al mismo tiempo que investigadores españoles, italianos, argentinos y franceses se hallaban preocupados por resolver los problemas que ocasionaban las prótesis hasta entonces conocidas, el profesor Per Invar Branemark, de la Universidad de Lund, Suecia, vislumbró el principio de la solución hacia 1952: el descubrimiento del fenómeno de la oseointegración dio a la moderna odontología un giro copernicano.

El titanio es un material «biocompatible»; ello significa que es aceptado por el hueso y se integra en su estructura como si fuera un tejido vivo; además, la encía lo tolera perfectamente y se adapta a él del mismo modo que lo hace con un diente natural.

Ligero y resistente a la corrosión, este metal sirve para fabricar los implantes. Colocados en la mandíbula, están destinados a sustituir las raíces dentarias que hacen de soporte a un diente de cerámica o a prótesis fijas.

En ciertos casos, cuando el paciente ha perdido mucho hueso, es necesario rellenar el suelo de los senos maxilares con cristales de hidroxiapatita, un hueso artificial que da excelentes resultados.

Los implantes destinados a soportar un diente o una prótesis requieren una técnica que se lleva a cabo en dos operaciones; éstas, siempre que se respeten las más estrictas medidas de asepsia, pueden realizarse en la consulta del odontólogo. En los casos que así lo exijan, se debe tratar previamente al paciente de forma integral y controlar la posible patología asociada (hipertensión, diabetes, etc.).

Tras realizar los estudios previos, el primer paso del implante consiste en colocarlo en el hueso, horadado con una técnica de refrigeración constante, previa separación de la encía. Una vez cumplida la operación (de acuerdo con el número de implantes, ésta dura entre 30 minutos y 2 horas), se sutura la herida con varios puntos, que se extraen a los 7 días. Si el paciente lleva dentadura postiza, la puede seguir utilizando, después de realizar en ella las modificaciones destinadas a evitar problemas específicos.

Para llevar a cabo el segundo paso, deben transcurrir unos 6 meses en los casos de implantes del maxilar superior, y 3 o 4 si se tratara del inferior. Durante este período, tienen lugar la oseointegración y el crecimiento del hueso alrededor de los implantes. Sin embargo, en algunos casos se colocan de inmediato prótesis provisionales.

La operación consiste en conectar al implante unos pilares en forma de tornillo que atraviesan la encía. Al cabo de unas 3 semanas se colocan las prótesis dentales que a su vez van atornilladas a los pilares. Frente a las convencionales prótesis cementadas, la ventaja de aquéllas reside en que, de forma periódica, pueden ser retiradas por el profesional para su higiene y mantenimiento.

Hoy ya no es necesario viajar al extranjero para someterse a un implante dental. En España los especialistas en este campo dominan plenamente las técnicas y conocen al dedillo las claves del éxito. Debemos destacar que, en una buena medida, el éxito del implante depende del paciente y de su espíritu de colaboración. Es imprescindible aprender a utilizar una buena técnica de cepillado, y tener la constancia necesaria. No se conoce otra forma de evitar la periodontitis, una afección que conduce a la movilidad y a la pérdida de los dientes, sean naturales o implantados.

Una buena prótesis que cumpla con ciertas condiciones de ajuste y oclusión, evitará muchos inconvenientes. A veces el fracaso se debe al mismo implante; por eso, es necesario lograr una perfecta adaptación entre éste y el hueso. En algunas ocasiones, hay que sujetar el implante desde el mismo seno maxilar.

Ciertas patologías, como la hipertensión, la hipercolesterolemia, el exceso de ácido úrico, la diabetes y los procesos reumáticos predisponen al fracaso, y deben ser tratadas previamente. Los implantes están contraindicados en los alcohólicos, drogadictos, pacientes con SIDA e inmunodeprimidos por radiaciones. Tampoco se deben colocar en personas que sufren trastornos psicológicos, pues toleran mal la cirugía. Cabe señalar que una dentadura con una mala higiene es una de las principales contraindicaciones para realizar los implantes. Si el paciente no se cuida la boca, ni el mejor especialista logrará que la empresa tenga éxito.

Los implantes tienen indicaciones muy precisas; sólo conviene recurrir a esta técnica cuando no existen posibilidades de echar mano de los recursos de la odontología tradicional.

Son candidatas a un implante aquellas personas que debido a un accidente han perdido una sola pieza dental, así como los desdentados parciales y totales.

Para llevar a cabo un implante es necesario tener en cuenta que:

- En el caso de los adolescentes, hay que esperar a que el hueso haya terminado su proceso de crecimiento; mientras en las mujeres esto suele ocurrir hacia los 14 años, en los varones hay que aguardar hasta los 18.

- Los límites de la edad máxima están impuestos por el estado de salud físico y mental, así como por las condiciones biológicas del hueso. Para albergar el implante correctamente, es necesario contar con cantidades suficientes de tejido óseo. Por eso, a veces se deben practicar injertos de hueso procedentes de otras partes del esqueleto del paciente, como el mentón, la tibia, las costillas o la cadera.

De forma inexorable, donde un hueso se inflama, se produce la reabsorción que favorece la caída de los dientes. Para evitar la periodontitis —se da este nombre a la inflamación del tejido que rodea el diente dentro del hueso—, es imprescindible que la persona implantada aprenda a utilizar una buena técnica de cepillado y la ponga en práctica de forma constante. Ésta es la única forma de evitar la gingivitis, un proceso que conduce a la movilidad dental y a su posterior caída.

Si bien existen excelentes pastas y colutorios que

permiten tratar las hemorragias gingivales, nada sustituye a un buen cepillado.

Según la mayor parte de los especialistas, la para-
dentosis es un problema genético. Por eso aquellas personas que tienen antecedentes familiares de esta enfermedad deben extremar las medidas preventivas.

Para mantener la prótesis en buen estado durante
años, es necesario:

• Practicar una rigurosa higiene diaria.
• Desterrar el tabaco. El hábito de fumar es uno de los
  peores enemigos de los implantes.
• Acudir al dentista cada 6 meses para hacer una limpieza de boca. Una vez al año es necesario hacer un
  control radiográfico y una limpieza de la prótesis. En
  ocasiones, se debe desmontar la prótesis para lim-
  piarla fuera de la boca.

DIME LO QUE COMES
Y TE DIRÉ CÓMO ES TU PIEL

La salud y la belleza de la piel dependen de la ingestión de diversos nutrientes que ayudan a fortalecerla, al
tiempo que la mantienen tersa y flexible. También el aspecto del cabello y de las uñas —ambos son formas mo-
dificadas de la piel— está íntimamente relacionado con
lo que comemos.

La vitamina A. Cuando la vitamina A escasea en la
alimentación, o no es asimilada correctamente, las células epidérmicas mueren y se desprenden. Así pues, su
falta produce una piel seca y escamosa; en estas circunstancias, las glándulas sebáceas se obstruyen, impidien-

do que la grasa que contienen alcance la superficie de la epidermis y la nutra. La piel se vuelve áspera y granulosa, y aparecen espinillas, puntos negros y granos. La aspereza se hace visible sobre todo en los codos y las rodillas.

Una dieta carente de vitamina A da como resultado un pelo seco y sin brillo; su déficit también favorece el engrosamiento del cuero cabelludo y la formación de caspa. Aparecen estriaciones en las uñas que se desconchan y agrietan, y terminan por romperse. Otras veces, dejan de crecer y se vuelven frágiles y delgadas.

Se ha comprobado que el retinol, una sustancia precursora de la vitamina A, previene el envejecimiento prematuro de la piel, así como la aparición de arrugas. Además, la vitamina A juega un importante papel en la diferenciación de las células epiteliales durante el crecimiento celular.

Otra importante función de esta sustancia consiste en aumentar la permeabilidad de los capilares sanguíneos que transportan el oxígeno y otros nutrientes necesarios para mantener la vitalidad de la piel. Cuanto más permeables son los vasos sanguíneos, mejor llega el oxígeno a los tejidos y más juveniles se mantienen.

Las principales fuentes de la vitamina A son la leche, el queso, los huevos, la zanahoria, los vegetales de hoja verde, así como los albaricoques, melones, cerezas y melocotones.

El complejo B. Más de doce vitaminas contribuyen a formar el complejo B, un conjunto de nutrientes destinados a cumplir diversas funciones. Entre ellas debemos destacar que ayudan a construir y reparar las células corporales y a mantener la elasticidad de la piel.

La vitamina B_2 o riboflavina es fundamental para conseguir un cutis terso.

Cuando la ingestión de esta sustancia es escasa, la piel de la frente, la nariz y la barbilla se vuelve grasienta, y se forman pequeños depósitos grasos en forma de espinillas. Otro síntoma de una dieta pobre en riboflavina es el pelo graso. Son ricos en esta sustancia las almendras, la levadura de cerveza, el brécol, los vegetales de hoja verde, los huevos, las legumbres, el germen de trigo y los productos lácteos.

Cuando falta la niacina o vitamina B_3 aparecen ciertas formas de dermatitis que recuerdan las quemaduras solares. La piel se vuelve seca y escamosa, y puede oscurecerse. Las principales fuentes de esta sustancia son las alcachofas, los espárragos, la levadura de cerveza, los vegetales de hoja verde, las legumbres, los cereales y los frutos secos.

Para lucir una piel saludable, es de vital importancia que la dieta contenga cantidades adecuadas de vitamina B_5 o ácido pantoténico; este nutriente es necesario para convertir la grasa y los azúcares en energía. Conocido como la «vitamina antiestrés», el ácido pantoténico es imprescindible para tener un pelo fuerte, sano y brillante. Esta sustancia se encuentra en los aguacates, la levadura de cerveza, la yema de huevo, los cereales y los vegetales verdes.

La vitamina B_6 o piridoxina previene la caspa y el exceso de grasa de la piel. Una dieta deficitaria en esta sustancia origina un cutis seco y escamoso. Sus principales fuentes son los aguacates, la levadura de cerveza, los huevos, el pescado, la leche, el germen de trigo, etc.

Por último, el ácido fólico interviene en la reproducción celular; así pues, es importante en la renovación de la piel, las uñas y el pelo. Cuando falta en la dieta, la piel se llena de manchas oscuras, como ocurre durante la gestación. El ácido fólico se encuentra en la levadura de cerveza, los vegetales de hoja verde, el germen de trigo y los cereales integrales.

La vitamina C. Se ha demostrado que tanto la piel seca y poco elástica como las arrugas son una manifestación de una dieta baja en vitamina C. Esta sustancia es imprescindible para formar el colágeno, el cemento que une todas las células del cuerpo. Gracias a sus propiedades antioxidantes, la vitamina C también impide la destrucción de las fibras de colágeno que da lugar a las arrugas. Son ricos en esta vitamina los cítricos, las fresas, el kiwi, los tomates y los pimientos rojos y verdes.

La vitamina E. Además de su poder antioxidante, la vitamina E contribuye al transporte, absorción y almacenamiento de la vitamina A. Previene el envejecimiento prematuro y ayuda a combatir las estrías. Las principales fuentes de esta vitamina se encuentran en los frutos secos, el germen de trigo, los cereales, los aceites vegetales sin refinar, los huevos, las frutas y los vegetales de hoja verde.

El hierro. Es un mineral imprescindible para la formación de la hemoglobina, el pigmento que da su color a los glóbulos rojos que transportan el oxígeno a todo el organismo. Una piel pálida y opaca es uno de los principales síntomas de anemia. Otras manifestaciones de la falta de hierro son las uñas frágiles surcadas por estrías longitudinales. En la mujer, la falta de este mineral es la principal causa de la caída del pelo, que pierde brillo y se vuelve quebradizo.

Encontramos hierro en la carne, los huevos, las legumbres, los higos secos, las algas marinas, los vegetales de hoja verde y los mariscos.

Las proteínas. Forman la estructura básica de todas las células del organismo. Tanto el pelo como la piel

y las uñas están formados esencialmente por proteínas. Un déficit proteico produce signos de envejecimiento como la pérdida del tono muscular y la piel
arrugada. Las uñas se astillan o se rompen, crecen poco,
o son extremadamente delgadas. Las mejores fuentes
de proteínas son la carne, el pollo, el pescado y la
leche. Como complemento, pueden tomarse proteínas
de origen vegetal provenientes de la soja y las legumbres.

El agua. Aunque por lo general no se considera un
nutriente, el agua es el elemento más importante que
consumimos. Como término medio, alrededor de un 65
por ciento de nuestro organismo está constituido por
agua. Forma parte de todos los fluidos corporales y es el
medio de transporte de los nutrientes y productos de
desecho. Una dieta escasa en líquidos se refleja de inmediato en el cutis: éste se deshidrata y pierde flexibilidad. El agua es de vital importancia para mantener la
tersura y flexibilidad de la piel.

Los ácidos grasos esenciales. Constituyen una parte
vital de la estructura celular y de la tenue película lipídica que cubre la superficie de la piel. Reciben el nombre de esenciales porque nuestro organismo no es capaz de sintetizarlos a partir de otras sustancias grasas;
por eso deben ser aportados por la alimentación.

Cuando la dieta carece de la cantidad adecuada de
ácidos grasos esenciales, se produce la caída del pelo y
la piel se muestra seca y eccematosa; además, las glándulas sebáceas aparecen engrosadas.

Los ácidos grasos esenciales se hallan sobre todo en
los aceites provenientes de las semillas de girasol, maíz,
sésamo, soja y prímula. Durante más de 500 años, esta
planta fue utilizada como elemento de salud y belleza
por los nativos de América Central. En Canadá las muje-

res de la tribu haida comían los brotes para purificar la sangre. También se utilizaban para preparar ungüentos destinados a curar las erupciones y las inflamaciones de la piel. En la actualidad el aceite de prímula se expende en cápsulas y forma parte de numerosas lociones y cremas hidratantes.

El tabaco. Es uno de los principales culpables de la aparición de las arrugas. Una mujer que consume una cajetilla diaria de cigarrillos está expuesta a que su piel luzca cinco veces más arrugas que si no fumara. Las famosas patas de gallo —esas típicas arrugas que se forman alrededor de los ojos— son propias de las personas fumadoras. Según el doctor Thomas Rees, profesor de cirugía plástica de la Facultad de Medicina de la Universidad de Nueva York, la nicotina disminuye sensiblemente la capacidad de regeneración de la piel. En efecto, tras una intervención quirúrgica, las fumadoras empedernidas tienen más problemas de cicatrización que las que están libres de este hábito. Por eso los cirujanos plásticos aconsejan dejar de fumar antes de someterse a la cirugía estética.

El tabaco, además de reducir el suministro de oxígeno que llega a los tejidos —este fenómeno se debe a que favorece el estrechamiento de los capilares que nutren la piel—, destruye la vitamina C y el complejo B. En consecuencia, contribuye al envejecimiento prematuro de la piel. Una razón más para dejar de fumar.

PIEL DE NARANJA

Suave envoltura corporal, además de protegernos de las agresiones provenientes del exterior, la piel es nuestro principal órgano de relación. Por eso la celulitis es uno de los problemas más universales y enojosos que afectan a la mujer. A partir de la adolescencia, época en que comienzan a actuar en el organismo las hormonas sexuales, la «piel de naranja» no respeta ninguna edad.

El tejido celular subcutáneo, situado por debajo de la dermis, es el escenario donde se desarrolla este proceso que por su extrema frecuencia muchos han dejado de considerar una enfermedad. Rico en células adiposas, el tejido celular subcutáneo contiene asimismo fibras de tejido conjuntivo y una sustancia intercelular que, junto con aquéllas, juega un importante papel en el desencadenamiento de la celulitis. Una rica y fina red de vasos sanguíneos y linfáticos discurre entre estos elementos para oxigenarlos, aportarles sustancias nutritivas y recoger los desechos producidos en la piel.

El agua, componente básico de la sustancia intercelular, juega un papel fundamental en el desarrollo de la celulitis, pues es el vehículo de una serie de compuestos químicos —sobre todo los mucopolisacáridos— que le dan su consistencia. Sobre este lecho gelatinoso descansa la red de fibras que constituyen el esqueleto del tejido conectivo.

Una vez llegados los nutrientes a la sustancia intercelular, pasan a las células donde se transforman en energía; si se almacenan en las células adiposas, lo hacen en forma de grasa. Para ello son necesarias ciertas reacciones químicas; como resultado, se producen materias de desecho que pasan a la sustancia intercelular, desde donde son recogidas por los capilares sanguíneos y linfáticos con el fin de ser eliminadas por el hígado y el riñón.

Los vasos linfáticos son el principal sistema de drenaje de los restos metabólicos; por eso, para mantener la pureza y la tersura de la piel, es indispensable su buen funcionamiento. Cuando falla este sistema de depuración, los detritos se van acumulando en la sustancia intercelular. Este fenómeno, que se ve agravado por el acopio de grasa en las células adiposas, se acompaña de una acumulación de líquido, el cual produce un aumento de volumen de la zona afectada. Cuando esto ocurre, el proceso de renovación continua de los lípidos se detiene, pues los adipocitos se ven en dificultades para eliminar las sustancias de desecho.

Todo este proceso se complica, pues el estancamiento del agua saturada de toxinas termina por perturbar la llegada del oxígeno y de las sustancias nutritivas. En consecuencia, se altera el funcionamiento de las células que fabrican la sustancia intercelular, que se espesa y endurece, adquiriendo un aspecto granuloso.

Las distintas formas de la celulitis dependen del tiempo de evolución, la zona donde se localiza y ciertos factores individuales. En el mejor de los casos, el problema no pasa de la primera fase, que se caracteriza por el aspecto de «piel de naranja»; al principio, sólo se pone de manifiesto al coger la región afectada y presionarla entre los dedos. En los períodos más avanzados, la compresión de las terminaciones nerviosas puede producir dolor espontáneo y a la palpación.

Por sus pasos contados, la celulitis favorece la aparición de problemas circulatorios, que se agravan cuando la mujer tiene tendencia a las varices. La perturbación del drenaje linfático favorece el edema, que es más visible en los tobillos. Además, la paulatina dilatación de los vasos sanguíneos predispone a la fragilidad capilar; en consecuencia, es frecuente que aparezcan pequeños hematomas en las zonas afectadas.

Diversos factores conspiran para que la celulitis haga

su trabajo de zapa. Todavía hoy no se sabe a ciencia cierta en qué medida interviene cada uno de ellos; sin embargo, llama la atención que se trata de un mal típicamente femenino. En efecto, se conocen muy pocos casos de varones afectados. Otro hecho sugestivo es que no aparece antes de la pubertad, momento en que las hormonas sexuales femeninas impregnan el joven organismo de las adolescentes. Los estrógenos tienen la propiedad de retener líquidos, que se acumulan sobre todo en la sustancia intercelular. En las mujeres cuya secreción de estrógenos está aumentada, la acumulación de agua y sales en el organismo es más evidente. Por eso los trastornos del ciclo menstrual constituyen un factor desencadenante al que debe darse toda la importancia que posee.

Debido a los profundos cambios hormonales que ocurren durante la pubertad, este período es uno de los más críticos para las adolescentes cuyo exceso de peso las predispone a la celulitis. No es raro que los primeros ciclos —por lo general en éstos no hay ovulación— se acompañen de una gran secreción de estrógenos.

También el embarazo juega su papel en el desarrollo de la celulitis. Durante el mismo se produce una notable secreción de estrógenos destinados sobre todo a preparar los pechos para la lactancia. Además, en los últimos meses de la gestación, el útero comprime los vasos abdominales, produciendo una rémora sanguínea y linfática que favorece el proceso. Por si fuera poco, la mujer gestante suele experimentar un excesivo incremento de peso que no hace sino agravar las cosas.

Para evitar la descendencia, durante los largos años de actividad sexual es frecuente que la mujer recurra a diversos preparados anticonceptivos, que, en mayor o menor dosis, contienen estrógenos. Aunque día a día su fórmula química se va perfeccionando, todavía hoy muchos de ellos favorecen la obesidad y el edema.

En cuanto a la menopausia, en los años previos al cese de las reglas los ciclos sexuales también suelen caracterizarse por una gran producción de estrógenos. Después de la menopausia, la terapia hormonal sustitutiva, destinada a paliar los efectos de su falta, puede llegar a jugar el mismo papel que los producidos por el ovario.

También las dietas desequilibradas, con un exceso de hidratos de carbono o de grasas saturadas, obligan al organismo a almacenarlos en los adipocitos, que así aumentan de tamaño. Por eso, se deben evitar los embutidos, los patés, la mantequilla, el tocino, los quesos y las carnes excesivamente grasas como las de cordero, cerdo y pato. Como consecuencia de esta acumulación de lípidos, se obstruye el drenaje linfático y los líquidos quedan estancados en el tejido celular subcutáneo. Cabe recordar que la celulitis también puede aparecer después de una dieta de adelgazamiento mal planificada.

El alcohol y el tabaco forman una pareja siniestra que la mujer propensa a la celulitis debería evitar. Mientras el tabaco produce una intensa vasoconstricción que impide la correcta circulación de la sangre, el alcohol etílico aporta 7 calorías por gramo y afecta a las células hepáticas destinadas a depurar las sustancias tóxicas.

Tanto el estrés como el nerviosismo propio de la agitada vida ciudadana contribuyen con su granito de arena para que la celulitis se cronifique. Se ha comprobado que los estados de tensión no sólo son capaces de suprimir las reglas, sino que aumentan la secreción de estrógenos.

Por último, tanto la vida sedentaria como el uso de cinturones o de pantalones muy ajustados obstaculizan el retorno de la sangre al corazón, situación que empeora aún más las cosas.

Aunque la celulitis nunca se presenta en sus formas puras, es posible distinguir tres variedades:

Celulitis compacta. Es la más común entre las adolescentes y mujeres jóvenes. Uniforme al tacto, no varía de aspecto con los cambios posturales. Suele acompañarse de estrías debidas a la dilatación de la piel y a la rotura de las fibras de tejido conectivo. Por corresponder a la fase inicial del proceso, es la de mejor pronóstico.

Celulitis fláccida. Por lo general se asocia con problemas de obesidad. Varía de aspecto con los cambios de posición formando bolsas; al palpar la zona afectada, los dedos se hunden en ella. Suele acompañarse de varices y aparece después de períodos de adelgazamiento rápido. Produce sensación de pesadez y cansancio.

Celulitis edematosa. Es la forma menos frecuente. Su principal característica la constituyen las nudosidades de la piel de consistencia pastosa. Casi siempre duele al tacto y a veces también de forma espontánea. Habitualmente coexiste con piernas hinchadas, en forma de columna o «pata de elefante». Suele complicarse con problemas circulatorios y comienza en plena juventud. Requiere tratamiento médico.

En cuanto al tratamiento de la celulitis, si los cuidados preventivos no han dado resultado, es posible combatirla por medio de diversos tratamientos médicos. Ciertos medicamentos destinados a degradar las moléculas de mucopolisacáridos no han perdido actualidad. Estas sustancias se pueden aplicar por medio de supositorios, cremas o por la iontoforesis, un método tradicional que en los últimos años ha sido perfeccionado y remozado.

En cuanto a la mesoterapia, consiste en la infiltración de dosis ínfimas de sustancias de acción lipolítica. Por lo general se utilizan las que tienen una marcada acción vasoconstrictora. Estos tratamientos resultan eficaces cuando el proceso está en sus inicios, y siempre que se combinen con el ejercicio, la laserterapia y los masajes de drenaje linfático. En los casos más graves, no suele quedar más remedio que recurrir a la cirugía estética. Según la zona afectada, se emplea la liposucción o la lipectomía. Sin embargo, la prevención continúa siendo el recurso más eficaz contra la celulitis: nuestros mejores aliados son una dieta equilibrada, poco tabaco, poco alcohol y mucho ejercicio.

Diez claves para combatir la celulitis

- La dieta mediterránea, rica en fibra —este alimento ayuda a eliminar las grasas por el intestino— y pescado y pobre en grasas animales, constituye el mejor régimen para combatir la celulitis.
- Beba mucho líquido; ayuda a eliminar las toxinas.
- Evite el alcohol y el tabaco.
- Si es propensa a la celulitis, evite los anticonceptivos orales; sutitúyalos por un DIU o un método de barrera (diafragma, esponja o preservativo).
- Procure llevar ropas sueltas y livianas.
- Huya de la vida sedentaria.
- Haga más ejercicio físico y deportes.
- Si sufre de varices, utilice medias de descanso y eleve los pies de la cama.
- Evite el estrés crónico y procure dormir por lo menos 7 horas diarias.

LA BELLEZA EN INVIERNO

Durante los fríos días invernales todo conspira para que la piel se reseque y pierda su hidratación y tersura. Sin embargo, bastan unas simples medidas para que la belleza vuelva a brillar a flor de piel.

Ciertos factores climáticos pueden afectar el delicado cutis femenino. Tanto el frío, como el viento o el aire seco producido por la calefacción lo resecan y le otorgan un prematuro aspecto de envejecimiento.

A medida que aumenta su velocidad, los vientos secos tienen mayor poder deshidratante. Por eso, durante la práctica de deportes invernales, como el esquí, la mujer debe cuidar especialmente su piel. No hay que olvidar que en la nieve y la montaña la acción destructiva de los rayos ultravioleta es mucho más intensa.

Las bajas temperaturas también favorecen la deshidratación de la capa córnea; debido a sus efectos, las partes más expuestas de la piel —sobre todo la cara y las manos— pueden mostrar signos de aspereza, descamación y resquebrajamiento.

Sin embargo, tal vez nuestro peor enemigo sea la potente calefacción que quita al aire gran parte de la humedad. Según los especialistas, para reponerla, serían necesarios miles de litros de agua. Cuando el sudor se evapora, la capa superficial de la piel se defiende de la acción del aire seco aumentando su espesor. Además, se produce una descamación casi imperceptible que otorga al cutis un aspecto típico, como si estuviera poblado de finas arruguillas.

Resulta paradójico, pero para evitar que la piel se reseque lo mejor es lubricarla correctamente. Las simples lociones hidratantes no bastan para conservar la humedad. Para ello, antes es necesario nutrirla mediante una crema que contenga aceites vegetales. Estas sustancias forman una delicada película que atrae el agua, impide su evaporación y ayuda a conservar la turgencia.

Espejo de nuestra salud, en la piel se reflejan las consecuencias de una dieta mal equilibrada. También el agua, fuente de vida, es indispensable para la belleza del cutis. Como durante el invierno tenemos poca sed, acostumbramos beber menos líquidos que en la calurosa época estival. De inmediato, la piel refleja la falta de una correcta hidratación interna y adquiere un aspecto apergaminado.

Cabe recordar que también los hábitos tóxicos afectan la lozanía del cutis; según los expertos, las mujeres fumadoras tienen una cantidad de arrugas cinco veces mayor que las que prescinden del tabaco. Los productos que se originan durante su combustión estrechan los vasos sanguíneos y, de este modo, impiden que a través de la sangre llegue el oxígeno que nutre la piel. Por otra parte, la nicotina destruye las vitaminas C y B, de vital importancia para la respiración celular.

Tanto ciertas vitaminas como los ácidos grasos esenciales —reciben este nombre porque nuestro organismo no los puede fabricar— son indispensables para la belleza del cutis.

Decálogo de la belleza en invierno

• Una crema limpiadora de buena calidad no arrastra los aceites naturales de la piel durante la higiene del cutis.

• El secado enérgico con una toalla suave y absorbente ayuda a eliminar las células superficiales. Una vez realizada esta operación, conviene estimular la circulación de la piel dando golpecitos con la yema de los dedos.

- Una crema nutritiva ayuda a mantener la piel bien hidratada. Es conveniente que lleve vitamina A y aceite de prímula o de rosa mosqueta.

- La piel de los labios es muy delicada; conviene protegerla con una barra de labios que contenga un filtro solar y sustancias hidratantes.

- Los baños de inmersión prolongados resecan la piel; por eso, es aconsejable tomar duchas cortas. Sin embargo, se puede tomar un baño de inmersión si previamente se le agrega al agua unas gotas de aceite. Después de la ducha, conviene aplicar sobre la piel de todo el cuerpo una crema hidratante mezclada con unas gotas del mismo aceite que se usa para el baño.

- Si practica deportes de invierno, no debe olvidar aplicarse una crema que contenga un filtro solar de alta protección.

- Para mantener húmedo el ambiente de casa, es necesario colocar recipientes con agua sobre los radiadores; también se puede humedecer el aire con un rociador para plantas. Se repetirá la operación varias veces al día.

- Una dieta adecuada y un sueño reparador son los mejores aliados de la belleza. Se aconseja practicar algún deporte; el ejercicio estimula la circulación de la sangre que nutre la piel.

BELLA DURANTE NUEVE LUNAS

La impresionante revolución hormonal que ocurre durante el embarazo repercute ampliamente sobre el organismo de la mujer. Todo cambia en ella: el pelo, la piel, las formas del pecho y del abdomen. La mujer embarazada posee y ejerce sobre el varón un atractivo especial. Sólo hay que aprender a descubrirlo y a sacarle provecho.

Gracias al aumento del flujo sanguíneo, durante la gestación la piel de la mayor parte de las mujeres se vuelve más turgente, tersa y lozana. Además, las hormonas del embarazo tienen un efecto relajante que repercute sobre todo el organismo y confiere a la futura madre ese aspecto de placidez y serenidad que la vuelve tan atractiva.

Por lo general, los pequeños defectos de la piel mejoran durante el embarazo; así, las mujeres que la tienen seca notan que se vuelve más elástica e hidratada. En cuanto al cutis excesivamente graso, tiende a normalizarse; por eso las embarazadas jóvenes que padecen de acné notan que este problema mejora ostensiblemente durante la gestación. Por si fuera poco, la leve retención de líquidos suaviza las facciones y ayuda a disimular las arrugas.

Sin embargo, pueden aparecer pequeños problemas como las manchas en la cara, que también reciben el nombre de *paño del embarazo* o cloasma. Hoy se sabe que se debe a una falta de ácido fólico. Para evitar que aumente la tendencia al cloasma, es necesario evitar las prolongadas exposiciones al sol. En verano, deben utilizarse cremas solares con un índice de protección 15 o aún mayor.

También la palidez, las ojeras o las consecuencias del cansancio sobre el aspecto del cutis tienen fácil solución. La anemia se puede prevenir gracias a la ingestión de un suplemento de hierro y de alimentos ricos en vitamina B. El cansancio se combate por medio de un sueño reparador.

Algunos trucos con el maquillaje disimulan las manchas y las ojeras, mientras una crema hidratante puede ayudar a restablecer la humedad y la turgencia de la piel.

Si la cara tiene una forma más bien alargada, se verá favorecida por el embarazo. Por el contrario, si el óvalo del rostro tiende la redondez, durante el embarazo aparecerá demasiado «lleno». En este caso, el maquillaje será el mejor aliado. Gracias al colorete, las facciones pueden parecer más finas y alargadas. Para lograr este efecto, basta con aplicarlo en los pómulos y a los lados de las mejillas. Unos trazos en sentido vertical, desde las mejillas hasta las sienes, ayudan a lograr buenos efectos. Los tonos más adecuados son el rojizo amarronado y el naranja dorado.

La hinchazón de la cara suele ser más ostensible debajo del mentón. Para disimularla, conviene aplicar un poco de sombra o colorete marrón debajo del maxilar inferior y a los lados del cuello.

Para evitar que las ojeras afeen el rostro, se aconseja utilizar una mascarilla especial que se aplica después de darse una base adecuada. Se completa el arreglo con polvos incoloros.

En los casos de piel seca, para evitar que las patas de gallo resalten más, debe aplicarse una buena crema nutritiva que ayude a recuperar la humedad.

Debido al aumento de la circulación sanguínea, muchas embarazadas presentan un rubor en las mejillas que no siempre las favorece. Para disimularlo, debe aplicarse una base beige mate que no contenga tonos rosados. Algunos productos tienen pigmentos verdes que dan al cutis una apariencia un poco menos rozagante.

Los cuidados de la piel

- Para limpiar la cara, utilice una buena crema o leche de limpieza. Luego tonifíquela con un producto de buena calidad.
- Si está acostumbrada al maquillaje, no lo abandone, contribuirá a retener la humedad del cutis. Sin embargo, por la noche debe quitárselo con una buena crema de limpieza.
- Evite utilizar jabón de forma excesiva. Después del baño, lubrique toda la piel con un aceite de buena calidad.

La belleza de los pechos

Toda mujer que cuida su aspecto personal también se ocupa de preservar la belleza de sus pechos. Bajo la influencia del mito que sostiene que el amamantamiento los estropea, muchas madres se niegan a dar de mamar a sus hijos, o lo hacen durante un período muy breve. Sin embargo, la flaccidez y las grietas, más que de la lactancia, dependen de cierta predisposición constitucional y de los aumentos bruscos de tamaño de las mamas o de las variaciones exageradas del peso.

Para que se produzca la secreción láctea, es inevitable que la glándula mamaria aumente de tamaño. Aunque el organismo femenino no dispone de una musculatura que sostenga el busto, unos pectorales sanos y fuertes pueden contribuir a que éste se mantenga en su sitio.

Con el fin de conservar la forma, es de fundamental importancia evitar por todos los medios que la piel se estire demasiado. Si bien las distintas cremas que existen en el mercado no impiden que aparezcan las indeseables estrías (éstas dependen de la rotura de las fibras elásticas que se hallan debajo de la epidermis), es posible prevenirlas mediante una nutrición e hidratación adecuadas. La futura madre logrará este cometido si a diario estimula los pechos con la ducha y luego los masajea con una buena crema nutritiva. Al activar la circulación, la piel estará más fuerte y nutrida.

Desde el comienzo del embarazo es aconsejable llevar un buen sujetador, preferiblemente de algodón, bien reforzado y de copas profundas. No debe quitarse esta prenda al acostarse, pues durante las horas de reposo también es necesario proteger el busto.

La aparición de las estrías es uno de los problemas mas enojosos que afectan a la mujer durante el embarazo. Para impedir que se formen, la piel ha de estar bien nutrida; además, es necesario evitar el aumento brusco de peso, uno de nuestros peores enemigos.

Una piel elástica e hidratada, con una buena circulación sanguínea que permita oxigenarla y recibir un aporte de líquido adecuado, es el mejor seguro contra las estrías. Las cremas antiestrías deben utilizarse a diario a partir del cuarto mes de la gestación.

También el cabello sufre ciertas modificaciones durante el embarazo; debido a la falta de hierro, puede volverse más opaco y quebradizo. La administración de un suplemento de este mineral ayudará a prevenir el problema. Si bien no se cae durante el embarazo, debido a factores hormonales, en el puerperio muchas mujeres suelen sufrir una importante pérdida de cabello. Por fortuna, se trata de un problema transitorio que por lo general remite espontáneamente.

Un corte adecuado facilitará el cuidado del cabello cuando nazca el bebé. El pelo debe lavarse con toda la frecuencia que sea necesaria. Conviene utilizar un champú apropiado para la nueva situación. Una crema suavizante le devolverá el brillo y la suavidad. Una mascarilla ayudará a resolver los problemas del pelo seco. Resulta muy útil aplicar en el cabello una yema de huevo mezclada con aceite y un poco de crema suavizante, y dejarla actuar alrededor de media hora; luego hay que lavar y aclarar.

Durante el embarazo no son recomendables los tintes ni las permanentes. Además, se deben evitar los tirones bruscos y el secador demasiado caliente. Se ha comprobado que la temperatura elevada del agua del baño supone un riesgo para el embarazo; puede tener efectos nocivos sobre el desarrollo del bebé. Durante las últimas semanas es preferible evitarlos. Si se produjera una rotura de la bolsa de las aguas, el baño de inmersión debe prohibirse terminantemente.

Después del baño una crema para hidratar la piel le ayudará a mantener la tersura. Los pezones se deben friccionar con algún producto que contenga vitamina A. Unos toques de una solución alcohólica de tanino y glicerina contribuirá a curtirlos y a impedir las grietas.

Por fortuna, el embarazo ha dejado de ser un problema para las mujeres que se preocupan de su belleza. Hoy hasta los grandes diseñadores se ocupan de las embarazadas, para que durante los nueve meses vayan cómodas y atractivas. Desde los amplios trajes premamá, hasta los zapatos de tacones bajos, en todas las tiendas existen bonitos conjuntos especialmente diseñados para este período. La gestante podrá lucir estas prendas en cuanto deje de sentirse a gusto con sus trajes y vestidos habituales.

Los vestidos, faldas y pantalones adaptables a los cambios propios del embarazo son especialmente aptos. En el mercado existen faldas y pantalones con la cintura extensible. No es conveniente que las prendas compriman ninguna parte del cuerpo; por eso deben ser amplias. En verano, es preferible utilizar telas livianas y fácilmente lavables.

Debido a que la fibra sintética retiene la humedad de la región vulvovaginal, es aconsejable que la ropa interior lleve la entrepierna de algodón. Para evitar el obstáculo del retorno venoso que favorece las varices, no deben utilizarse ligas para sujetar las medias. Son preferibles los ligueros especialmente diseñados para el embarazo. Si la mujer tuviera tendencia a las varices, o se le hincharan las piernas, debe usar medias «descanso».

El sentido común indica llevar un sujetador que se adapte al crecimiento de las mamas y las sostenga correctamente por medio de bandas reforzadas debajo de las copas.

Siempre que sea posible, hay que caminar descalza. A medida que transcurre el embarazo, los pies acusarán el peso del cuerpo. Debido a la acción de la progesterona, los ligamentos se hidratan y se vuelven más laxos; por eso durante este período el riesgo de sufrir esguinces y torceduras es mayor. Para evitar estos inconvenientes, es aconsejable que la embarazada lleve calzado deportivo o de tacón bajo; pisará mejor y se sentirá más segura. En verano son especialmente aconsejables los zapatos de lona, fáciles de lavar.

SEXO Y SUEÑO, DOS SECRETOS DE BELLEZA

El rostro de una mujer plácidamente entregada a un descanso profundo y reparador es la mejor prueba de los efectos beneficiosos que ejerce el sueño sobre la belleza. Mientras dormimos, los músculos se relajan, se borran los gestos de preocupación y desaparecen las tensiones que favorecen las arrugas.

Durante el reposo, los centros nerviosos que tienen a su cargo el control de la respiración permanecen en vigilia; gracias a su actividad, la misma se vuelve rítmica y profunda. Al incorporar oxígeno y eliminar anhídrido carbónico, las células de la piel se regeneran y recuperan de las fatigas del día.

El sueño es un fiel reflejo del estado de nuestra salud. Mientras dormimos, el ritmo cardíaco se torna más pausado, disminuye la tensión arterial, baja la temperatura y se dilatan los pequeños vasos sanguíneos a través de los cuales llegan los nutrientes a la piel. Al restaurar el equilibrio perdido, el cutis recupera suavidad y tersura.

Un descanso reparador también disminuye la actividad del sistema nervioso simpático; ello nos permite pasar del estado de actividad y tensión propio del día a otro de mayor calma y relajación.

La ansiedad conduce al insomnio y al estrés; por eso es uno de los peores enemigos de la belleza femenina. En estas circunstancias, debido a la liberación de adrenalina y noradrenalina, dos secreciones conocidas con el nombre de *hormonas del estrés*, la tensión arterial sube, se contraen los capilares y se retiene agua y sal. Los estados de ansiedad y tensión irritan las terminaciones nerviosas de la piel, que adquiere un aspecto áspero y poco agradable.

Por si fuera poco, la adrenalina inhibe la acción de un fermento indispensable para convertir al *ácido linoleico* en un ácido graso esencial que contribuye a fortalecer las membranas celulares y a impedir el exceso de permeabilidad en los pequeños vasos sanguíneos. Se trata, pues, de una sustancia que contribuye a que el cutis se mantenga hidratado y turgente.

La dermis es la capa de la piel donde se encuentra el colágeno, cuya estructura también depende de los ácidos grasos esenciales; cuando sus fibras se rompen, se forman las arrugas.

Basta una noche en blanco para que el cutis tenga una apariencia marchita, y alrededor de los ojos aparezcan bolsas y profundas ojeras. Enemigos declarados de la belleza, el estrés y el insomnio conspiran en silencio para que el organismo pierda su equilibrio energético. La piel paga las consecuencias.

Las dificultades para dormir están íntimamente ligadas a la incapacidad para relajar los músculos. Hace casi doscientos años, ya se sabía que un exceso de tensión en los músculos del cuero cabelludo comprime las estructuras vitales del bulbo piloso y dificulta la circulación de la sangre que lo nutre.

Las personas que tienen dificultades para conciliar el sueño suelen ser adictas al café, el tabaco, el alcohol y los somníferos. Todos ellos afectan la capa profunda de la piel, que con la acción de estas sustancias se aja y pierde lozanía.

Tan notables son los beneficios que las relaciones sexuales ejercen sobre el organismo femenino, que en un artículo aparecido en los años setenta en la revista *Cosmopolitan* se hablaba del «orgasmo de la belleza».

Una vida sexual activa confiere a la piel un aspecto suave y juvenil. Todo parece indicar que ello se debe a la absorción de estrógenos; aunque se trata de una hormona típicamente femenina, también está presente en el líquido seminal.

¿Significa esto que las mujeres cuyos *partenaires* sexuales utilizan preservativo se ven privadas de los beneficios que las relaciones sexuales ejercen sobre su organismo? Si bien no gozan de los efectos rejuvenecedores de los estrógenos presentes en el esperma, al hacer el amor también se ponen en juego otros mecanismos que estimulan la piel y la embellecen.

Durante la excitación sexual, el corazón late más deprisa y la respiración se acelera. Gracias a estos fenómenos, la sangre fluye con más rapidez y lleva a los billones de células su rico aporte de oxígeno y nutrientes. Prueba de ello es que en el momento de máxima actividad sexual la piel aumenta la temperatura y adquiere un tono sonrosado que suele extenderse desde la cara hasta el cuello y el pecho.

Para comprender este fenómeno, basta con prestar atención a una persona que disfruta de relaciones sexuales satisfactorias. Por el contrario, cuando éstas son problemáticas, la piel pierde brillantez, el gesto se vuelve adusto y la mirada opaca.

Una actividad sexual satisfactoria repercute positivamente sobre la sofisticada constelación de las glándulas endocrinas. Al ser estimuladas, la piel conserva mejor la grasa que la lubrica, condición indispensable para mantener un buen estado de hidratación.

El aumento de la circulación de la sangre también repercute sobre las uñas: se vuelven más fuertes, sanas y brillantes.

Por último, durante el orgasmo se relaja el tono muscular y entran en acción esos diminutos músculos que dan a la mirada su maravilloso brillo particular.

3

SOBRE ALCOHOL, TABACO
Y OTRAS DROGAS

LA REINA DE LA NOCHE

Vínculo sagrado entre los dioses y el hombre, la coca no descendió a los infiernos de la miseria humana hasta después del descubrimiento de América.

A pesar de sus propiedades, tardó 400 años en popularizarse como droga psicotrópica. Sigmund Freud, el creador del psicoanálisis, deslumbrado por sus virtudes casi mágicas, estuvo a punto de convertirse en una amenaza pública al tratar de imponerla como panacea universal.

Hasta la llegada de los españoles a América, la coca era usada exclusivamente por el Inca, su familia y los sacerdotes que oficiaban los ritos religiosos, hacían los sacrificios y participaban en la fiesta del solsticio de invierno.

Ni lerdos ni perezosos, encandilados por el afán lucrativo, los conquistadores difundieron su uso entre sus vasallos. Les pagaban con hojas de coca que los indígenas masticaban para combatir el hambre, la fatiga y conservar una ilusoria sensación de fortaleza y bienestar. Muy pronto, los encomenderos montaron una tupida red de comercialización y escribían a España diciendo que «esta planta aquí lo es todo».

Si bien la Dama Blanca hizo su aparición en Europa a fines del siglo XVI, motivos religiosos impidieron que los españoles favorecieran su distribución y consumo en el Viejo Mundo.

A pesar de que hacía tiempo que los anglosajones comerciaban con esta droga, todavía es una incógnita por qué su uso no se popularizó hasta bien entrado el siglo XIX. A partir de entonces, se difundió con rapidez. En Inglaterra se combatían las bajas temperaturas y el hastío victoriano con numerosas variedades de vino que contenían extractos de coca. El Málaga, el Sherry y el Oporto hacían las delicias de damas y caballeros que parecían desbordantes de vigor y euforia.

En París, el sagaz Angelo Mariani hizo su agosto comercializando productos que contenían buenas dosis de esta droga casi mágica. El vino, el paté, las pastillas y las infusiones que llevaban su apellido eran muy populares. La *coca-cola* llevó coca en su fórmula hasta el año 1903.

Obsesionado por llegar a ser un médico famoso y casarse pronto, antes de internarse en los oscuros meandros de la mente humana, el joven Sigmund Freud paseó sus inquietudes por diversas ramas de la medicina.

Corría el año 1884. Interesado en comprobar las experiencias de un médico del ejército alemán que sostenía que la coca aumentaba las energías y la resistencia física, Freud consiguió un gramo en la casa Merck. Mientras estaba sumergido en sus investigaciones, le surgió la oportunidad de visitar a su novia Martha, a quien hacía mucho tiempo que no veía. De modo apresurado, dio fin a su trabajo, contentándose con profetizar que pronto se encontrarían nuevas aplicaciones para la sustancia que estaba experimentando.

Sugirió a un oftalmólogo amigo suyo que estudiara las propiedades anestésicas de la planta, y muy pronto, junto con Koller, que también se dedicaba a las enfermedades oculares y a estudiar las propiedades de la cocaína, tuvieron la oportunidad de utilizarla. El padre de Freud sufría de un glaucoma y fue necesario operarlo con toda urgencia. La anestesia con cocaína resultó un éxito. Así, Koller pasó a la historia de la medicina como el descubridor de las propiedades anestésicas de esta planta.

Entusiasmado con estos descubrimientos, Freud decidió ofrecer la droga a su amigo Ernst von Fleischl, que padecía horrendos dolores debidos a un neuroma de amputación. Tan intensos eran, que se había convertido en morfinómano. Freud le propuso sustituir una droga por otra, en el convencimiento de que la cocaína no le produciría adicción. Sin embargo, Von Fleischl continuaba sufriendo terriblemente y en poco tiempo se encontró tomando cocaína como el más empedernido de los adictos.

A pesar de ello, presa de un entusiasmo desbordante, Freud continuó soñando con encontrar nuevas aplicaciones para su sustancia maravillosa. Él mismo tomaba a diario una pequeña dosis y llegó a afirmar que se trataba de un medicamento activo en contra de la depresión. Hasta pensó en convertirse en conejillo de Indias meciéndose en los columpios giratorios del paseo del Prater para comprobar su acción contra los mareos.

Con gran obstinación, Freud siguió con sus experiencias. Trató con éxito un «catarro gástrico» y abriga-

ba la esperanza de curar la diabetes y los vómitos rebeldes. Repartió cocaína entre sus amigos y familiares y en-
vió a Martha algunas dosis «para hacerla fuerte y dar color a sus mejillas». Seguro de que ella se pondría como
una rosa, le escribía cartas llenas de humor en las que se
presentaba a sí mismo como un «salvaje hombrón que
tiene cocaína en el cuerpo»...

Más que un trabajo científico, su *Monografía sobre
la cocaína* parece una pieza literaria, llena de frases brillantes, dignas de un hombre en éxtasis. La tercera edición fue comentada por Arthur Schnitzler, el autor de *La
señorita Elsa*, una aguda obra en la que describía con tal
maestría los síntomas histéricos, que, años más tarde,
Freud lo felicitó calurosamente.

William Bourroughs, autor de *El almuerzo desnudo*
y compañero de viaje de Kérouac, se recuperó al cabo
de quince años de su múltiple adicción a las drogas.
Dice al respecto que despertó de «la *enfermedad* con la
sensación de que la carne que recubre los huesos ha
sido tomada en préstamo». Define el contenido de su libro como «un momento de congelada inmovilidad en
el que todos ven qué hay en la punta del tenedor». Localiza la sensación de euforia que le produce la cocaína
en el centro de la cabeza y la compara con el efecto de
una descarga eléctrica. Tal es su locura que le da lo mismo olerla, fumarla, comerla o metérsela en el trasero: el
resultado es idéntico.

No obstante, afirma que el nerviosismo, la depresión, el *delirium tremens* y las alucinaciones paranoides
lo llevaban a aumentar constantemente el consumo de
cocaína y morfina.

También Freud pudo presenciar los ataques de delirio de su amigo Von Fleischl. Toda la vida se reprochó
haber utilizado la cocaína, y hasta en sus sueños se vio

perseguido por oscuros sentimientos de culpa. Así, víctima de un cáncer de mandíbula, Freud sólo permitió que le calmaran los dolores con aspirina. Sólo un día antes de morir le recordó a su médico la promesa de inyectarle morfina cuando no pudiera soportar más el dolor. «Ahora es sólo una tortura y ya no tiene sentido», dijo. Sabía que no era la hora de la Dama Blanca.

Los efectos mágicos de la cocaína muy pronto la transformaron en una siniestra Reina de la Noche. Ya Mantegazza, un famoso neurólogo italiano, decía que prefería vivir diez años con cocaína que un millón sin ella.

Al principio, el consumo de esta droga estaba reservado a las elites intelectuales, los artistas y las personas pudientes; sin embargo, ahora se ha extendido de tal modo que las consecuencias son escalofriantes: la tasa de mortalidad entre los cocainómanos ha aumentado en un 300 por ciento; estas cifras están en relación directa con el incremento del número de adictos.

En el corto lapso que se extiende desde 1984 hasta 1991, en Estados Unidos el número de consumidores de cocaína aumentó de 12 a 30 millones. Si bien en España no se dispone todavía de estadísticas fidedignas, según el Plan Nacional de Drogas del año 1990, a medida que disminuye el número de heroinómanos, aumenta la cantidad de personas atrapadas en las redes de la cocaína.

No es fácil predecir cuál es el tipo de consumidor «recreativo» que se transformará en un adicto. Por eso, se considera que cualquier persona que prueba la cocaína está expuesta al riesgo de «engancharse».

Según Henry Spitz y Jeffrey Rosegan, profesores de psiquiatría de la Universidad de Columbia, y autores del libro *Cocaína*, «el aumento dramático del número de mujeres que abusan de la cocaína fuerza a los clínicos a examinar los rasgos psicológicos que afectan de forma exclusiva a este grupo».

Todo parece indicar que los problemas que aquejan a las mujeres que abusan de esta droga difieren de los que afectan al mundo masculino. Atrapadas por el «síndrome de la supermujer», muchas de ellas pretenden ser tan eficaces en el trabajo del hogar y el cuidado de los hijos, como en el plano profesional. Para combatir el agotamiento y sentirse *sexys*, desinhibidas y atractivas en el lecho, se ven obligadas a recurrir a la cocaína. Fugaz y evanescente, el efímero efecto de esta droga las lleva a repetir la dosis. De lo contrario, sufren los desagradables efectos del *crash*: a la exaltación psíquica, le sigue un estado de ansiedad y depresión proporcional al placer experimentado.

Debido a sus propiedades excitantes, muchas mujeres consumen cocaína como antidepresivo. Sin embargo, el abuso crónico disminuye los efectos positivos y aumenta la sensación de malestar. Para sentirse *high* o evitar el síndrome de abstinencia, estas mujeres no tardan en consumirla de forma habitual.

Como las anfetaminas, la cocaína es una sustancia que suprime el apetito; por eso, también suele ser utilizada por las anoréxicas durante los períodos de bulimia.

Según la clásica definición aceptada por la medicina, para que una sustancia sea considerada adictiva, debe desarrollar tolerancia física; ello significa que la repetición de dosis similares produce cada vez menos efectos. Para obtener las mismas sensaciones placenteras, el adicto necesita recurrir a dosis cada vez más altas. Si nos atenemos a esta definición, la cocaína no produciría adicción, pues la toma de cantidades iguales siempre es efectiva. No obstante, es considerada adictiva debido a que crea un fuerte hábito que resulta sumamente difícil abandonar. La necesidad imperiosa de repetir la dosis se debe, más que a la dependencia física, a un estado que recibe el nombre de «neuroadaptación».

Aunque los efectos adversos del consumo de cocaína no se hacen esperar, el adicto se resiste a abandonar su hábito. Como señala William S. Borroughs, el autor de *El almuerzo desnudo*, para potenciar la acción estimulante, y en la creencia de que lograrán compensar los efectos depresivos, un elevado porcentaje de cocainómanos se pasa a la heroína o al alcohol. Sin embargo, nos advierte que el nerviosismo, la depresión y el *delirium tremens* cierran un círculo vicioso que lleva al continuo consumo de cocaína y morfina.

Resulta llamativo, pero los efectos euforizantes de la cocaína desaparecen varias horas antes de que su concentración en sangre se haya reducido a cero. La engañosa sensación de confianza y omnipotencia dura pocos minutos: como máximo, unos diez. En cuanto se ve privado de su paraíso artificial, el adicto necesita repetir la dosis. Si no lo logra, muy pronto todo lo que lo rodea se transforma en un infierno: malhumorado, irritable y falto de energía, intenta dormir; sin embargo, el insomnio le juega más de una mala pasada.

Al inmenso placer que produce la liberación de ciertas sustancias cerebrales, le sigue un estado de ansiedad y depresión conocido con el nombre de *crash*. A medida que el consumo de cocaína se cronifica, estos efectos residuales se vuelven cada vez más intensos y duraderos, de modo que no es raro que, a la larga, el cocainómano caiga en un estado psíquico similar al que se observa en el *delirium tremens* del alcohólico.

Si bien la cocaína no produce dependencia física, su uso prolongado puede llegar a producir severas perturbaciones orgánicas. Muchos adictos presentan trastornos digestivos y una grave pérdida del apetito que los lleva a un estado de extrema delgadez que, en las mujeres, suele ser la causa de las alteraciones del ciclo menstrual y de la supresión de las reglas. No son raras las taquicardias, el insomnio, la hipertensión arterial y la fiebre. Por lo general, las muertes por sobredosis se deben a la fibrilación ventricular y a la parada cardíaca. En los últimos años, se han descrito casos en los que se producen hemorragias y otras alteraciones cerebrovasculares que llevan a gravísimos episodios convulsivos.

Tanto la aparición de la «subida», o sensación placentera, como el desarrollo de la adicción a la cocaína dependen de la velocidad con que se introduce la droga en el organismo y de los niveles que se logran en la sangre.

Como la inhalación produce efectos vasoconstrictores que reducen su absorción, la costumbre de «esnifar» la cocaína casi se ha perdido; debido a esta característica, dicha forma de consumo es la que más tiempo tarda en desencadenar la adicción. En cuanto a los efectos y a los niveles de esta droga en la sangre producidos por vía endovenosa, son muy rápidos y elevados. Sin embargo, la innovación más reciente es el *crack*, un producto que consiste en cocaína lista para fumar. Se expende en pequeños viales que contienen varios trocitos de cocaína que reciben el nombre de *rock*, se pueden calentar y fumar sin que la droga pierda su pureza original. Tan rápida como efímera, la «subida» dura apenas entre 5 y 10 minutos. Para combatir la agitación y la irritabilidad, en cuanto comienzan los desagradables síntomas de la «bajada», el adicto necesita recurrir a una nueva dosis.

Los trastornos psiquiátricos (depresión, irritabilidad, sensación de soledad y paranoia) se producen antes en el consumidor de *crack* que entre las personas que «esnifan» la cocaína. Por otra parte, el síndrome de abstinencia —éste consiste en hipersomnia, trastornos de la conducta alimentaria, como bulimia e hiperfagia y depresión— también son más intensos en el primer grupo.

Los planes de desintoxicación deben ajustarse de forma individual, de acuerdo con las características y la personalidad del adicto. Por eso, previamente es necesario hacer una evaluación exhaustiva del caso; cabe recordar que la poliadicción siempre oscurece el pronóstico y requiere un enfoque específico para cada una de las drogas implicadas.

Para desengancharse es necesario tener en cuenta que la utilización social de la droga conspira contra el éxito del tratamiento. A corto plazo, este tipo de pacientes vuelve a verse atrapado en las redes de la cocaína. Debido a las características de la «subida» de esta droga, que en pocos minutos requiere otra dosis, el adicto que sólo pretende reducir el consumo está condenado al fracaso. En consecuencia, la primera condición para curarse es la abstinencia total y permanente.

Según el testimonio de muchos ex adictos, la asistencia a un grupo de Narcóticos Anónimos constituye una ayuda de valor inestimable. En Madrid existe el Grupo Fénix, una asociación que se ha inspirado en la filosofía de Alcohólicos Anónimos. Aquí el adicto que desea abandonar la droga comparte sus experiencias con personas que han escapado de las garras de la Dama Blanca, de cuyo ejemplo saca la fuerza y el empuje necesarios para romper con la servidumbre de la adicción y encarar una nueva vida.

Para terminar con la droga conviene tener en cuenta las siguientes medidas:

- Ante todo es necesario que el drogadicto reconozca su condición.
- Dejar de lado los falsos pudores y solicitar ayuda a un médico, una institución especializada, o a un grupo de apoyo. Las personas que han pasado por la misma experiencia son las más idóneas para aconsejar y brindar la ayuda necesaria.
- No basta con confiar en las propias fuerzas; la simple voluntad suele fallar.
- Abstención total de la droga; ello significa el olvido radical del consumo social.
- No tratar de reemplazar una droga por otra.
- Estar dispuesto a imprimir a la vida un giro de 180 grados.

DEJAR DE FUMAR

En el momento de encender el primer cigarrillo, nadie imagina que muy pronto se verá atrapado por una esclavitud que en la actualidad es consideraba como adicción a una droga dura.

Pese a las continuas campañas contra el tabaco, entre las españolas el hábito de fumar ha aumentado; por ejemplo en Cataluña, entre los años 1982 y 1990, el número de fumadoras aumentó del 20 al 25,7 por ciento. La soledad, la depresión y los problemas psíquicos llevan a la mujer a fumar más que cuando vive en condiciones satisfactorias. No cabe duda de que el cigarrillo es un consuelo, una compañía tan amable como engañosa que nos trae la calma pero también la enfermedad.

Hace poco tiempo, en el Instituto Nacional para la Salud Mental de Estados Unidos, se descubrió que en el cerebro humano existen receptores específicos para la nicotina, similares a los que se han encontrado para los opiáceos.

Como si se encontraran con la horma de su zapato, las moléculas de los derivados de la adormidera calzan a la perfección en ciertos lugares del cerebro llamados receptores. Comparables a cerraduras, los opiáceos, la marihuana y la nicotina actuarían como llaves capaces de poner en funcionamiento determinadas zonas relacionadas con la secreción de neurotransmisores. Estas sustancias permiten que, gracias a un mecanismo electroquímico, las células nerviosas se comuniquen entre sí. Una vez que se acostumbra a funcionar por medio de este tipo de drogas, el organismo deja de fabricar sus propias «llaves» destinadas a accionar los receptores específicos para cada una de ellas.

La nicotina es una droga adictiva que sustituye la acción de un neurotransmisor llamado *acetilcolina*. Por otra parte, se ha demostrado que la nicotina estimula la liberación de *norepinefrina*, una hormona que reduce los niveles de ansiedad y miedo, disminuye la agresividad, ayuda a sobrellevar el estrés y alivia la sensación de aburrimiento y hastío. Por si fuera poco, mejora la capacidad de concentración y la velocidad de reacción frente a diversos estímulos.

No es raro que el fumador esgrima como argumento de su adicción el hecho de que mantiene su peso a raya. En efecto, la nicotina parece ejercer un cierto control sobre la obesidad. Este alcaloide altera el metabolismo de tal modo que disminuye la eficacia con que el cuerpo obtiene la energía de los alimentos. Por otra parte, frena la excesiva apetencia por los hidratos de carbono y la necesidad de comer que generalmente acompaña al estrés.

En dosis similares, se muestra más efectiva que la cocaína en su capacidad de alterar el comportamiento. Como ocurre con la heroína, produce tolerancia psíquica; en consecuencia, los adictos sólo son capaces de comportarse «normalmente» si su organismo contiene los niveles necesarios de la droga. El comportamiento del fumador se altera cuando deja de fumar y sufre los efectos del «bajón» de nicotina. En estas condiciones, cesa el estado de excitación producido por esta sustancia y nos sentimos deprimidos, ansiosos e irritables. El síndrome de abstinencia también produce alteraciones temporales del sueño y la memoria.

Si bien la nicotina es la responsable de la adicción al tabaco, sus principales efectos nocivos se deben al alquitrán del humo y a otros productos químicos derivados de su combustión. Las personas que fuman más de 25 cigarrillos diarios, tienen 20 veces más posibilidades de contraer un cáncer de pulmón que las que no fuman. El riesgo varía con la edad a la que se empezó a fumar, el contenido en nicotina y alquitranes de la marca que se fuma, y la costumbre de inhalar o no el humo. Los cigarrillos bajos en nicotina constituyen un arma de doble filo que en poco tiempo se vuelve en contra del fumador. El organismo necesita su dosis diaria y fija de nicotina; por lo tanto, cuanto más bajo sea el contenido nicotínico de una marca de tabaco, mayor será la necesidad de aumentar el número de cigarrillos diarios que se encienden.

Si bien todos conocemos la acción del tabaco sobre el pulmón, son pocas las mujeres que tienen conciencia de los efectos nocivos de este producto sobre el delicado organismo femenino. La mujer fumadora presenta un aumento de las lesiones precursoras del cáncer de cuello uterino. Además, el hábito de fumar produce serias alteraciones sobre el ciclo sexual. No sólo retarda la pubertad, sino que es una de las principales causas de la menopausia precoz. Un estudio llevado a cabo en la Universidad de Göteborg, Suecia, ha confirmado estos hallazgos.

Si la mujer joven es una gran fumadora, los ciclos se vuelven irregulares, al tiempo que se agravan las molestias de la menstruación. El tabaco aumenta las contracciones uterinas y tiene un efecto inhibidor de los antiespasmódicos.

Además de aumentar la frecuencia de abortos y partos prematuros, el hábito de fumar trae como consecuencia una significativa disminución del peso del recién nacido. La acción del tabaco sobre la placenta se refleja en un aumento de los desprendimientos de este órgano, así como en la aparición de infartos retroplacentarios. Por otra parte, la nicotina puede suprimir la secreción láctea y reduce sus niveles de vitamina C. Además, es posible que el efecto tóxico del tabaco sobre el óvulo sea un serio motivo de esterilidad femenina.

Tabaco y anticonceptivos forman una pareja mortífera; el hábito de fumar no sólo aumenta los niveles de colesterol «malo», sino que favorece la producción de trombosis arteriales. La incidencia de infarto de miocardio es mayor entre las mujeres que fuman. Por encima de los 35 años, este hábito aumenta entre 2 y 6 veces el riesgo de sufrir un infarto; si además toma anticonceptivos, el peligro de padecer un accidente cardíaco aumenta 40 veces.

Debido a sus efectos antidiuréticos, la nicotina favorece la retención de líquidos, el edema de los tobillos y la celulitis. En cuanto a las mujeres jóvenes que habitualmente fuman un elevado número de cigarrillos, el tabaco altera la forma de las mamas y disminuye su volumen.

Cabe recordar que, debido a su acción vasoconstrictora, el monóxido de carbono liberado durante la combustión del tabaco agrava los problemas circulatorios, tales como el *eritema pernio* o sabañones, y la enfermedad de Raynaud. Además, como interfiere la secreción de estrógenos y obstaculiza la correcta oxigenación de los huesos, después de la menopausia también favorece el desencadenamiento de la osteoporosis.

El tabaco destruye las vitaminas C y B y reduce el suministro de oxígeno a los tejidos; por lo tanto, la piel se ve privada de este precioso elemento y muy pronto aparecen las arrugas. En la mujer fumadora son típicas las patas de gallo en la parte externa de los ojos, el cutis amarillento y la piel de las manos carente de brillo y de un color calizo.

Según el doctor Thomas Rees, profesor de cirugía plástica de la Universidad de Nueva York, la nicotina reduce la capacidad de autorregeneración de la piel; además, el tabaco retarda el proceso de cicatrización. Por eso, recomienda que, antes de someterse a una operación de cirugía plástica, la mujer deje de fumar.

Al interferir los procesos de oxigenación y favorecer el edema, el hábito de fumar empeora la celulitis. Por último, la nicotina aumenta la secreción sebácea de la piel, favorece el acné, aumenta la caspa y la caída del cabello.

En su libro *Nicotina, una vieja adicción*, el doctor Jack Henningfield, consultor del Instituto Nacional de Drogadicción de Estados Unidos, recomienda:

- Trate de descubrir los motivos por los que usted fuma; el hecho de discutir su hábito con otras personas puede resultarle útil.

- Controle su hábito durante dos o tres semanas. Cada vez que encienda un cigarrillo, anote en la cajetilla el motivo que lo lleva a fumar.

- Después de observar estos dos pasos durante unas semanas, disminuya el consumo de cigarrillos a diez por día. Limítese a cumplir este plan; de este modo su malestar físico será menor.

- Al cabo de unas semanas, deje de fumar.

- No se maltrate y cuídese. Acaba de emprender una de las empresas más importantes de su vida.

- Solicite ayuda de sus amigos y familiares. Resulta particularmente útil dejar de fumar junto con otras personas.

- Muchas personas recaen durante los primeros meses; durante este período, trate de no enfrentarse con situaciones que lo hagan sentirse tentado de fumar. Procure no aspirar el humo que producen otros fumadores; evite concurrir a reuniones y fiestas donde se fuma y trate de no crearse situaciones estresantes.

- Si ha dejado de fumar y se siente incapaz de desempeñar sus tareas con normalidad, intente someterse a una terapia de reemplazo de nicotina (chicles o parches).

- Recuerde que el café y el alcohol son agentes tan nocivos como el tabaco.

- Durante los diez primeros días, beba entre 2,5 y 3 litros de líquidos (agua y zumos de fruta).

- Tome vitamina C y complejo B; este último interviene en los mecanismos de neurotransmisión del sistema nervioso que la nicotina altera profundamente.

Para dejar de fumar, es necesario el total convencimiento de que esta adicción acarrea serios perjuicios para la salud. Será necesario hacer gala de grandes dosis de paciencia y fuerza de voluntad. La ciencia nos ofrece las siguientes soluciones:

Terapia aversiva. Este método consiste en producir el rechazo al tabaco mediante una sobredosis acompañada de pequeñas descargas eléctricas cada vez que se enciende un cigarrillo.

Método de disminución. Presenta tres modalidades de abandono del tabaco:

1. Abandono brusco o inmediato: aconsejable para los fumadores de pocos cigarrillos diarios y que no tienen una marcada dependencia de la nicotina. No se recomienda en caso de fumadores adictos.

2. Abandono a corto plazo: debe hacerse en un plazo que oscila entre los 7 y los 10 días. Útil para las personas que consumen entre 10 y 15 cigarrillos diarios. Cada día se debe diminuir el número de cigarrillos, al tiempo que se aumenta la ingestión de líquidos, zumos y fruta. Se aconseja la práctica moderada de algún deporte. Está demostrado que el ejercicio produce la liberación de *endorfinas,* sustancias con una composición similar a la del opio; en consecuencia, producen una sensación de bienestar y tranquilidad.

3. Abandono a largo plazo: se aconseja en el caso de fumadores adictos y consumidores de más de 25 cigarrillos diarios. El tratamiento dura entre 3 y 4 meses. El abandono del tabaco debe ser lento y progresivo, de modo que la persona pueda modificar su conducta frente a la adicción.

Acupuntura. Al excitar determinados puntos, este método ayuda a restablecer el equilibrio energético y hace desaparecer la necesidad de fumar, provocando cierto grado de repugnancia hacia el tabaco. El porcentaje de éxitos oscila alrededor del 30 por ciento.

Auriculoterapia. Consiste en la estimulación de ciertos puntos situados en la oreja. Se lleva a cabo mediante una grapa que se deja colocada unos 10 días. Produce cierto grado de aversión y modifica el sabor del tabaco.

Homeopatía. Este método consiste en la administración de dosis homeopáticas de nicotina. Se debe tomar el preparado correspondiente a la marca de tabaco que se fuma.

Mesoterapia. Se aplica una inyección intradérmica de un anestésico local en un determinado punto de las orejas. Este método produce aversión al tabaco. Son necesarias 3 o 4 sesiones que tienen lugar con un intervalo de 15 días. Los resultados son similares a los de la acupuntura.

Hipnosis. De moda en Estados Unidos, esta terapia procura el rechazo del tabaco mediante la sugestión. Todavía no se disponen de datos estadísticos fidedignos.

Sofrología. Muy en boga en Canadá, la sofrología consiste en utilizar sistemas de relajación mediante la ayuda de discos que se escuchan antes de conciliar el sueño.

Psicoterapia. La psicoterapia de apoyo puede ser individual o en grupo. El intercambio de experiencias entre ex fumadores estimula el autocontrol y fomenta la identificación con la salud.

Chicles de nicotina. Este método de procedencia suiza ha dado algunos resultados positivos. Cada vez que siente deseos de encender un cigarrillo, el fumador debe masticar un chicle. La nicotina que absorbe la mucosa bucal es suficiente para mantener los niveles sanguíneos a los que está habituado el organismo. El tratamiento consiste en dos fases: en la primera, se suprimen los hábitos relacionados con la costumbre de fumar; en la segunda, la intoxicación por nicotina. El inconveniente reside en la dependencia a la nicotina; sin embargo, sólo aparece en un escaso porcentaje de fumadores y dura poco tiempo.

Cigarrillos «light». Como ya dijimos, son un arma de doble filo, pues para mantener los niveles de nicotina en sangre, el fumador fuma más cigarrillos e inhala el humo más profundamente.

Parches de nicotina. Este método consiste en la aplicación diaria de parches saturados de nicotina, que se libera y es absorbida a través de la piel, desde donde es distribuida por el torrente circulatorio. De este modo se logran niveles constantes de nicotina y el deseo de fumar se debilita de forma notable. En consecuencia, el fumador no experimenta la ansiedad característica por el primer cigarrillo del día.

De acuerdo con las necesidades del paciente y las dosis requeridas, existen parches con diferentes concentraciones en nicotina. Según los datos obtenidos a partir de estudios clínicos comparativos, mediante este sistema se alcanzan porcentajes de abstinencia mucho mayores que con los demás métodos utilizados. Por otra parte, es el único tratamiento que permite el control y el seguimiento médico necesarios.

DÍAS DE VINO Y ROSAS

Hedonista por naturaleza, desde la noche de los tiempos el hombre ha encontrado en el alcohol una fuente de éxtasis y placer. Si bien algunos han pretendi do que la vid era el árbol de la vida, y que en el Paraíso Adán y Eva disfrutaron del vino, en el Pentateuco Moisés nos cuenta que la borrachera de Noé fue la primera de la historia. Aunque no se sabe si el buen hombre la compartió con su esposa, muy pronto la mujer participó en las libaciones, íntimamente ligadas al jolgorio y al culto de los dioses, a quienes se atribuyó el invento del vino. Así, para los Vedas el inventor fue Brahma, Osiris para los egipcios y Dionisos y Baco para los griegos y romanos.

Aunque en algunas culturas a la mujer le estaban prohibidas las libaciones, en los mitos y leyendas relacionados con el vino la presencia femenina ha sido casi constante. El libro del *Génesis* relata cómo para mantener relaciones incestuosas con su padre, las hijas de Lot lo emborracharon con toda premeditación. Hasta el mismísimo Moisés aconsejó no olvidarse de las viudas en el reparto de los productos de la vendimia.

Desbordante de erotismo místico, el *Cantar de los Cantares* está lleno de alusiones a las delicias del vino; en esta maravillosa obra poética el rey Salomón compara los pechos de su amada con dos racimos de uva.

Ríos de vino corrieron en la gruta habitada por una pléyade de ninfas, donde Dionisos se crió junto a una planta de vid. Acompañado por las bacantes, las tíadas y las ménades —lo que en buen romance no significa otra cosa que las jolgoriosas, las delirantes y las iracundas—, se entregaba a diario a los placeres de la bebida.

Aunque en los albores del Imperio las romanas tuvieron prohibido beber, durante las épocas más desenfrenadas las libaciones de vino mezclado con semen formaban parte de un rito casi obligatorio. Por otra parte, aunque poco equitativa, la Iglesia medieval se ocupó de que a las canonesas no les faltaran bebidas alcohólicas: pero mientras a cada monje le correspondían cinco libras de vino, ellas sólo tenían derecho a tres.

Como el hombre, la mujer no sólo bebe por placer. Ya el apóstol Pablo recomendaba el vino como una sustancia curativa, tradición que hasta la fecha se ha seguido fielmente en muchos conventos y monasterios, donde la uva es transformada en deliciosos licores que sirven para combatir las bajas tensiones y devolver la alegría y la esperanza a las mujeres cuyo horizonte se halla oscurecido por el pesimismo, el hastío y la soledad.

Mientras que en el varón el alcoholismo, frecuentemente ligado a sus actividades sociales, no está mal visto, para la mujer constituye un estigma que debe ocultar celosamente. Presa de severos sentimientos de culpa, vive su esclavitud con una angustia sorda que la lleva a caer en un endiablado círculo vicioso. La culpa la lleva a la copa, y ésta al autorreproche. Bajo el volcán de la dependencia, los días de vino y rosas pasan como una exhalación y muy pronto se transforman en un recuerdo triste y lejano, razón de su infortunio.

Las causas del alcoholismo son las mismas para ambos sexos. Al principio, la mujer bebe porque está preocupada, aburrida y cansada, luego lo hace por pura necesidad, porque su cuerpo se lo pide, imperiosamente. El hecho de hacerlo en ocasiones inadecuadas para superar preocupaciones o situaciones difíciles, o bien para dulcificar la tristeza y el dolor, es una señal indudable de alerta que debería llevarla a cuestionar su hábito. Mientras lo hace en la intimidad del hogar, goza de mayor libertad para ocultar su dependencia. La falta de compañía le permite disponer de toda la jornada para beber, y le da tiempo para eliminar los rastros de la borrachera antes de que regrese a casa su familia. Para ella, la soledad y el aislamiento tienen efectos devastadores: prisionera de sentimientos de desamparo, falta de seguridad e impotencia, la mujer que cae víctima del alcohol tiene una pobre imagen de sí misma. Si su precario mundo emocional se hace añicos a causa de un divorcio u otra separación afectiva, la salida de este infierno le parece casi imposible. Definitivamente sola, para poder escapar de las redes de la bebida, cuidar de su persona y procurarse un medio de subsistencia, necesitará de un valor y una fuerza titánicos. Algunas, como la escritora Marguerite Duras, lo lograron; otras, como Ava Gardner o Romy Schneider sucumbieron, víctimas del canto de la sirena.

Según la dilatada experiencia de Jean Kirkpatrick, graduada universitaria, ex adicta y fundadora de la Asociación de Mujeres para la Templanza, si bien la mujer alcohólica muy pronto se sabe presa en las garras de la bebida, es la última en reconocerlo. A pesar de haberse emborrachado durante largos años, pocas lo declaran abiertamente y, a regañadientes, admiten que «sólo tienen un problema con el alcohol». A medida que pasa el tiempo, a la mujer alcohólica cada vez se le hace más difícil privarse de unas copas que la animen y le hagan soportables una reunión o el tedio y la rutina del trabajo. Confiada porque durante días o semanas puede dominarse y dejar de beber, no es raro que llegue a la engañosa conclusión de que no es alcohólica. Otras, como beben con asombrosa regularidad, sin pasarse de la raya ni caer en lamentables estados de embriaguez, también están convencidas de que no lo son. Sin embargo, las delata el hecho de que no pueden pasarse ni un día sin su dosis de vino, jerez o agua del Carmen. Avergonzadas por su adicción, guardan la bebida en los lugares más insospechados y, en casos extremos, recurren al frasco de Chanel, el alcohol de quemar o, con la excusa de que están nerviosas, consumen cantidades siderales de extractos alcohólicos de melisana.

Ciertos estudios genéticos dan cuenta de que el alcoholismo es de 3 a 5 veces más frecuente entre los familiares de personas adictas que en el resto de la población. Actualmente los investigadores describen dos tipos de enfermos: mientras el primero parece limitado o condicionado por el medio social, el segundo ofrece todas las características de una conducta heredada. Ciertos factores genéticos serían responsables de que el alcohol produzca en el organismo una serie de alteraciones que se adaptan al funcionamiento bioquímico del cerebro. De ellas derivan los fenómenos de tolerancia, dependencia y abstinencia.

Algunos estudios llevados a cabo en la Universidad de Texas y en Alemania revelan que existe una clara relación entre el efecto del alcohol y las endorfinas, sustancias parecidas al opio que fabrica nuestro organismo. Todo indica que, en algunos casos, la conducta alcohólica se debe a una deficiencia natural de endorfinas, una alteración de origen genético.

Agravan este déficit crónico de opiáceos las situaciones estresantes, el nerviosismo y la angustia que llevan a la búsqueda irrefrenable de la bebida; en el organismo, ésta se transforma en productos químicos que de alguna manera suplen la carencia de sustancias opiáceas. Este fenómeno explica por qué las personas alcohólicas deben abandonar su hábito de por vida, ya que, en parte, su enfermedad obedece a este desorden de la bioquímica cerebral. Basta con la ingestión de una pequeña cantidad de alcohol para que en su organismo se produzca una endiablada reacción en cadena que nuevamente llevará al alcohólico a su amarga servidumbre.

Cabe señalar que el organismo femenino segrega la mitad de las enzimas destinadas a degradar el alcohol que el masculino. Por eso, la mujer es más sensible que el hombre a los efectos de la bebida. El alcohol no sólo afecta al sistema nervioso y al hígado de la mujer adicta; también ataca implacablemente sus órganos genitales. Las menstruaciones escasas, la pérdida de los atributos sexuales, la esterilidad y la menopausia precoz son el precio que ella paga por beber. De acuerdo con investigaciones recientes, basta un consumo diario de medio litro de vino para que una mujer que está gestando ponga en peligro su embarazo y aparezcan malformaciones en el futuro bebé. La gravedad de las mismas está en relación directa con las cantidades de alcohol consumidas.

Una vez declarado el alcoholismo, ¿es posible vencerlo? Hasta la fecha los tratamientos que se conocen han dado resultados bastante desalentadores. En la historia de todo alcohólico figuran los intentos frustrados de médicos, psiquiatras, psicólogos, psicoanalistas... y hasta de consejeros espirituales. Las terapias de deshabituación que utilizan medicamentos como el antabús o se valen de técnicas conductistas muchas veces se han visto condenadas al fracaso. Para gran desesperación de médicos y familiares, no pocos alcohólicos se las arreglan para beber a pesar de estar medicados. Con frecuencia, después de una cura de desintoxicación, lo primero que hacen al verse libres, es tomar unas copas.

Según Alcohólicos Anónimos —una institución que Juan XXIII consideraba como uno de los milagros del siglo xx—, para vencer este azote es indispensable que el adicto se convenza de que lo es. La única condición para ingresar en sus grupos es el deseo de dejar de beber. Esta asociación no tiene fines de lucro y su misión exclusiva consiste en la ayuda mutua que se prestan quienes desean romper con las cadenas de la bebida.

Alcohólicos Anónimos funciona en casi todos los países del mundo, no hace distinción de credos o razas y a ella pertenecen hombres y mujeres de todas las clases sociales. En España, se puede solicitar ayuda a esta asociación durante las 24 horas del día. Aun en los casos más desesperados, el adicto, sea hombre o mujer, encontrará un apoyo y una ayuda eficaz que le permitirá encarar una nueva vida, libre de las garras del alcohol.

OSCUROS PLACERES

Cuenta la leyenda que, mientras se paseaba por un prado cercano a un convento de Etiopía, un monje observó que las cabras alimentadas con las bayas del cafeto saltaban llenas de vitalidad. Aunque el color de la infusión que preparó con las semillas era considerado infernal, muy pronto el prior lo utilizó para evitar que los monjes se durmieran durante el oficio religioso. Las propiedades estimulantes del café ya fueron alabadas por el famoso viajero Pietro della Valla.

Debemos el encanto decadente de los cafés europeos al italiano Procopio, que en 1686 abrió un local en la parisina calle de Fossés Saint Germain. Muy pronto los intelectuales se apoderaron de estos establecimientos, donde pasaban largas veladas conspirando. En la época de la Revolución Francesa, París contaba con unos dos mil cafés donde se comentaban las noticias que se exhibían en grandes cartelones colgados en las paredes.

También en España el café fue introducido por los italianos. Centro de reunión de políticos, poetas y artistas, en muchos de estos establecimientos se gestaron los importantes cambios sociales de la vida española. Mientras en su primera novela Pérez Galdós inmortalizó el café La Fontana de Oro, García Lorca hizo famoso el café de Chinitas.

Aunque en las últimas décadas los científicos han considerado que el café es peligroso para la salud, en la actualidad muchos de ellos están revisando la cuestión. Siempre que se tome de forma moderada, no parece ser tan nocivo.

El abuso del café que, unido a una dieta rica en grasas y pobre en fibra, favorecería las enfermedades cardiovasculares, ha sido la causa de que muchos médicos lo sentaran en el banquillo de los acusados y le incriminaran efectos adversos preocupantes. Por fortuna, no existen fundamentos científicos para pensar que el café es el culpable de infartos cardíacos, arteriosclerosis o ciertos tumores.

Aunque algunos investigadores sostienen que el café puede aumentar el colesterol, de acuerdo con los resultados publicados en la revista *The Journal of American Medical Association*, dichos efectos sólo aparecen cuando se toma hervido y en cantidades mayores de dos tazas.

No obstante ciertos datos tranquilizadores, la Food and Drugs Administration aconseja a las mujeres gestantes que disminuyan su ingestión. Una dosis diaria de más de 80 miligramos de cafeína puede producir un retardo de la osificación y una disminución del peso y la talla de los recién nacidos.

Tanto el té como el café contienen sustancias químicas que reciben el nombre genérico de xantinas, de conocidos efectos estimulantes. Despejan la mente, aceleran el ritmo cardíaco y estimulan el funcionamiento renal y la producción de orina. Gracias a la propiedad de dilatar los vasos sanguíneos y de relajar los músculos bronquiales, las xantinas se utilizan en medicina para tratar los accesos de asma bronquial.

La cafeína —esta sustancia es la principal xantina del café— es la que posee mayores efectos estimulantes sobre el sistema nervioso. Sobre todo aumenta la percepción sensorial y disminuye la sensación de fatiga. Además, estimula la liberación de neurotransmisores —sustancias que transmiten los mensajes químicos entre distintas células del sistema nervioso— del tipo de las endorfinas. De ahí sus efectos excitantes.

Por último, la cafeína nos conduce a un estado de alerta, debido a que disminuye la liberación de GABA, una sustancia que tiene propiedades tranquilizantes.

Según la Organización Mundial de la Salud, el café se incluye en la definición de droga: ello significa que origina dependencia física y psíquica. El consumo habitual de café produce un fenómeno que recibe el nombre de «tolerancia»: para que surta efecto, la persona adicta necesita aumentar progresivamente las cantidades que ingiere. Se ha demostrado que si se deja de tomar, se sufre un síndrome de abstinencia: cuando el bebedor de café prescinde de su infusión favorita, puede mostrar irritabilidad, dolores de cabeza, cansancio y un estado de letargo.

Por fortuna, cantidades de cafeína inferiores a los 600 miligramos diarios —esta dosis equivale a unas 6 u 8 tazas de café— nos permiten disfrutar de este oscuro placer sin sufrir las consecuencias de su exceso.

Aunque los granos de café son ricos en hidratos de carbono, lípidos y proteínas, el valor calórico de la infusión es prácticamente nulo, salvo si se endulza con azúcar.

Mientras una taza de café normal contiene alrededor de 85 miligramos de cafeína, los descafeinados llevan una cantidad que no puede superar el 20 por ciento. Por último, las marcas de café en cuyas etiquetas se indica que el producto no contiene cafeína deben contener menos del 10 por ciento.

Según los expertos, aunque existen grandes variaciones individuales, la dosis de cafeína que puede tolerar nuestro organismo sin problemas es de unos 600 miligramos diarios.

4

CUESTIONES FEMENINAS

LA TENSIÓN PREMENSTRUAL

Ha sido necesario llegar a los juzgados para que la tensión premenstrual emergiera del oscuro cajón de sastre al que iban a parar las inexplicables «cosas de mujeres», y adquiriera su carta de ciudadanía.

Corría el año 1979. En la brumosa Inglaterra, un arrebato, en apariencia inexplicable, llevó a la señora Smith a apuñalar a una de sus criadas. Hasta ese momento su extraña conducta ya había determinado que cumpliera tantas condenas como años tenía: rondaba los treinta.

Requerida por los tribunales, la doctora Katherina Dalton, pionera en el campo de la investigación del síndrome de la tensión premenstrual, diagnosticó que, en el momento de cometer el crimen, la acusada actuó bajo los efectos del estado de ánimo que la embargaba antes de cada menstruación. También demostró que, mediante la administración de progesterona, era posible controlar los síntomas y la conducta antisocial de la acusada.

La homicida fue liberada de la cárcel con la condición de que no abandonara el tratamiento mientras tuviera las reglas. A pesar de la estricta recomendación, en una ocasión la señora Smith se olvidó de tomar la progesterona durante cuatro días. Poco antes del siguiente período, volvió a padecer alteraciones de conducta que la llevaron a arrojar un ladrillo por una de las ventanas de su casa. En otra ocasión, a causa de una disminución de la dosis, intentó suicidarse cortándose las venas.

Asimismo en Gran Bretaña, otra mujer que padecía cíclicamente de accesos de violencia asesinó a su amante atropellándolo con su automóvil. Al día siguiente, empezó a menstruar y su carácter recuperó aparentemente la normalidad.

Gracias a las investigaciones de la doctora Dalton, tanto en Inglaterra como en Estados Unidos, los tribunales han reconocido varias veces que las perturbaciones psicológicas que suelen acompañar a la tensión premenstrual pueden ser un atenuante en caso de conductas violentas y antisociales.

Aunque los descubrimientos de la doctora Dalton pueden erigirse en un valioso elemento de defensa a la hora de juzgar a una mujer que padece de tensión premenstrual, puestos a reivindicar la igualdad de derechos con el varón, es posible que este problema se vuelva contra ella con el efecto de un bumerán.

La idea de que la mujer es una especie de minusválida incapaz de ocupar puestos de responsabilidad durante los días en que padece los síntomas de tensión premenstrual, le puede hacer perder terreno tras los duros años de lucha que le ha llevado su camino hacia la emancipación. Por eso, algunos especialistas, en lugar de considerar que durante el ciclo sexual la mujer pasa sucesivamente de la salud a la enfermedad, sostienen que se trata de una especie de continuo sobre el cual interactúan factores biológicos, psicológicos y sociales.

Por fortuna, no siempre la sangre llega al río. En la actualidad médicos y psicólogos han reconocido que la tensión premenstrual tiene la suficiente entidad clínica como para que la mujer deje de ser llamada peyorativamente lunática o histérica.

Con perplejidad, muchos maridos y amantes observan que cada mes sus mujeres se vuelven taciturnas, no saben por qué lloran y están deprimidas. Por si fuera poco, se sienten embargadas por un estado de ansiedad intolerable. Presas de oscuras premoniciones, no es raro que rechacen la salida que sus compañeros les habían propuesto con el fin de mejorar su humor. Los días antes de la menstruación todo les va mal; en el trabajo se sienten incapaces de concentrarse. Se fatigan con facilidad, cometen errores y una llamada de atención de sus jefes puede terminar en un exabrupto que las conduce a una crisis de llanto o, aún peor, las lleva a pensar en el suicidio.

Durante la tensión premenstrual, el organismo retiene líquidos y, como consecuencia, las mamas aumentan de volumen, se vuelven turgentes, sensibles y dolorosas. Los tobillos pierden su línea afinada y los zapatos con tacones pueden convertirse en un verdadero suplicio. La mujer que padece de tensión premenstrual comprueba con desesperación que en esos días ningún traje le queda bien. Durante ese período puede aumentar tres o cuatro kilos. Por eso, una invitación a salir le puede producir sentimientos de frustración que suelen terminar en una rabieta, a menos que tenga tiempo de adquirir alguna prenda que le quede menos ajustada.

Llama la atención que, en cuanto comienza la regla, los síntomas desaparecen como por arte de magia. Por otra parte, en estas mujeres la menstruación no suele ser dolorosa ni les ocasiona grandes molestias. La mayoría de las féminas que sufren de tensión premenstrual tolera muy mal los anticonceptivos: les producen depresión, dolores de cabeza, aumento de peso y alteraciones de la libido. Cuando los síntomas empeoran, de forma paradójica, el deseo sexual se muestra más vivo y violento. Por otra parte, no son raros los antojos por determinadas comidas y una exagerada apetencia por los dulces.

Cual heridas narcisistas, numerosos síntomas afectan periódicamente a ese cuerpo que, a través de las reglas, paga todos los meses su tributo a la feminidad. A las cefaleas, los sudores y los vértigos suele unirse una congestión ocular que le quita brillo y seducción a la mirada.

Debido a una sensibilidad especial a la progesterona —una de las hormonas femeninas que se segrega en la segunda fase del ciclo sexual—, la piel puede verse afectada por una urticaria que produce un intenso prurito. Todos los meses, piernas pesadas, dolores de espalda y músculos agarrotados agobian a la mujer durante varios días.

No siempre el complicado abanico sintomático se despliega totalmente. Ello depende no sólo de factores físicos; también la constitución psíquica juega un importante papel. Prueba de ello es que no todas las mujeres viven sus molestias de la misma manera.

Los ginecólogos han clasificado a las mujeres que padecen de tensión premenstrual en cuatro grupos: las del primero se caracterizan porque tienen accesos de cólera, malhumor, ansiedad e irritación nerviosa. Más pacíficas, las que pertenecen al segundo grupo sólo se deprimen, mientras las que se reúnen en torno al tercero se ven afectadas sobre todo por la hinchazón del cuerpo. Por último, las del cuarto grupo se caracterizan por un apetito voraz que se orienta visiblemente hacia los dulces y las golosinas.

Aunque ya en 1931 el doctor R. T. Frank acuñó el término tensión premenstrual —lo dio a conocer en un artículo que apareció en los *Archivos de Neurología y Psiquiatría de Londres*—, todavía en 1938 se tildaba de ninfómanas a las mujeres que la padecían. Aún hoy, para muchos médicos este síndrome continúa siendo un «constructo vago, cuando no ideológico», como dice S. Laws en su libro *La política sexual de la tensión premenstrual*.

Varias son las posibles causas de este síndrome. Los síntomas psíquicos parecen bordarse sobre una compleja trama de causas biológicas; por lo general, suelen ser más severos cuando la mujer que los padece tiene antecedentes de desajustes psicológicos. Según el doctor Lauersen, profesor de ginecología en la Facultad de Medicina de Nueva York, al producir ciertos desequilibrios hormonales, el estrés agrava el síndrome. Este especialista señala que con el paso de los años la ovulación no es tan perfecta como durante la juventud. Por eso la tensión premenstrual es más frecuente a partir de los treinta, cuando ya empiezan los desequilibrios hormonales y el organismo produce menos progesterona. De este modo, el desajuste en el delicado juego entre estrógenos y progesterona parece contribuir de un modo claro en el desencadenamiento de los síntomas de la tensión premenstrual.

Por otra parte, la progesterona puede hacer variar la tolerancia a los hidratos de carbono; así, la tasa de glucosa en sangre disminuye y, para compensar el desajuste, sobreviene una voraz apetencia por las golosinas.

Los investigadores han descubierto que la carencia de vitamina B_6 afecta a la regulación de la síntesis de estrógenos, que a su vez intensifican el déficit de aquélla. Además, la falta de dicha vitamina puede ser la responsable de los estados de irritabilidad, tensión y otras alteraciones del carácter. En la actualidad, se sabe que esta sustancia actúa sobre la producción de ciertos elementos estabilizadores de los estados de ánimo.

En cuanto a la prolactina —una hormona producida por la hipófisis, cuya función es estimular la secreción láctica—, los investigadores no han logrado ponerse de acuerdo respecto a si juega un papel relevante en el desencadenamiento de la tensión premenstrual.

En su libro *El ciclo menstrual* la doctora Katherina Dalton postula la hipótesis de que si durante el período premenstrual el ovario produce cantidades escasas de progesterona, para subvenir las necesidades del útero, las glándulas suprarrenales la fabrican a partir de las sustancias que utiliza para sintetizar los corticoides. En consecuencia, el equilibrio de las hormonas suprarrenales se altera y se produce una inhibición de la eliminación renal de sodio, fenómeno que determina la retención de líquidos.

Para paliar los síntomas de la tensión premenstrual, el doctor Lauersen propone dos tipos de tratamientos, de acuerdo con el abordaje que se haga del síndrome. Los mismos reciben respectivamente los nombres de «aproximación natural» y «aproximación médica».

Aproximación natural: Abarca una serie de consejos acerca de la necesidad de cambiar de estilo de vida. A la paciente con sobrepeso se le recomienda un régimen para adelgazar que le impida que el exceso de grasa contribuya a la síntesis de estrógenos. (En la mujer los depósitos grasos fabrican estas hormonas, sobre todo después de la menopausia.)

La mayor parte de las mujeres se beneficia con una dieta baja en azúcares, que contribuye a reducir las fluctuaciones del nivel de hidratos de carbono en sangre. De este modo, se pueden controlar síntomas como la fatiga, la depresión y la sensación de debilidad y desfallecimiento. La hinchazón de los pies y el abdomen se combate con una dieta que contenga poca sal.

Todo parece indicar que las dosis altas de vitamina B_6 son útiles para prevenir la ansiedad, la depresión y las demás alteraciones del carácter. Según los especialistas, este tratamiento natural proporciona a las pacientes un marcado alivio de sus síntomas, que a veces desaparecen por completo.

Aproximación médica: Cuando el primer tipo de tratamiento no da los resultados esperados, los especialistas recurren a la administración de progesterona natural, a los anticonceptivos orales (a pesar de que a veces algunas mujeres los toleran mal) y a un inhibidor de la prolactina, la *bromocriptina*, sin olvidar, por suspuesto, los diuréticos. Todos los ginecólogos parecen estar de acuerdo en que los tratamientos deben ser individualizados y que pueden sufrir modificaciones de un ciclo al otro. Por fortuna, un 40 por ciento de las pacientes mejora sensiblemente gracias a la introducción de modificaciones en la dieta y en los demás hábitos de vida.

El Prozac, también conocido con el nombre de «droga de la felicidad», según un estudio llevado a cabo por médicos canadienses, alivia los síntomas de la tensión premenstrual. Los resultados de la investigación, que se publicaron en el *New England Journal of Medicine*, indican una mejoría de la irritabilidad, la tensión, la fatiga, el malestar y los cambios bruscos de apetito y humor que preceden a la menstruación. Sin embargo, Meir Steiner, director de Investigación de la Clínica de Mujeres de Ontario, advierte que las pacientes estudiadas no son las que sólo tienen ligeras molestias, sino aquellas que cada mes padecen serios trastornos que afectan gravemente su relación con el marido, los hijos y los compañeros de trabajo.

Desde que nace, la mujer parece estar condenada a las pérdidas. La primera, el pecho materno, el primer objeto de amor. Más tarde, puede experimentar como un daño irreparable sus reglas y el abandono del miembro viril después del coito. Por último, cuando es madre, tras el nacimiento del bebé, debe soportar una nueva separación. La criatura, que durante el embarazo la completaba de forma imaginaria, deja de estar dentro de su cuerpo.

Cada mes, el cuerpo y la mente de la mujer se preparan para recibir un espermatozoide que fecunde el óvulo para generar una nueva vida. Si ello no ocurre, tendrá la menstruación. Llama la atención que también las reglas reciben el nombre de «pérdida».

Antes de cada período, las ansias de un hijo ponen en marcha los delicados y misteriosos mecanismos de la sexualidad femenina. El deseo de ser madre y el temor inconsciente de no quedar embarazada pueden expresarse a través de la complicada sintomatología de la tensión premenstrual. Sin embargo, aunque antes de las reglas las mujeres aumentan de peso, sienten dolor en la mamas y se les hinchan los tobillos, no todas padecen estos síntomas con el mismo dramatismo. Si el premenstruo fuera motivo de constantes conflictos psíquicos, convendría que la mujer iniciara un tratamiento psicoanalítico para averiguar las verdaderas causas de su sufrimiento y de qué modo su deseo se expresa a través de sus síntomas corporales.

LAS MENSTRUACIONES DOLOROSAS

Apenas liberada de las molestias de la tensión premenstrual, recae sobre muchas mujeres todo el peso de los tabúes de las reglas, aún vigentes en la mayoría de las culturas. Todavía hoy abundan varones que se niegan a hacer el amor mientras su pareja está con el período.

Desde las épocas más remotas, el tabú de la sangre menstrual ha regido la vida social y amorosa de hombres y mujeres. Dice el Antiguo Testamento: «Cuando una mujer tiene flujo de sangre permanecerá siete días en su impureza menstrual. El que la toque será impuro hasta la tarde. Todo aquello sobre lo que duerma o se siente durante su impureza, será impuro. Quien tocare su lecho, lavará sus vestidos, se bañará con agua y será impuro hasta la tarde (...). Cuando la mujer se sienta curada de su flujo, contará siete días, pasados los cuales será pura. Al octavo día, tomará dos tórtolas o dos pichones de paloma y los presentará al sacerdote. Éste los ofrecerá, uno en sacrificio y otro en holocausto.»

El tabú de la sangre menstrual se ha extendido a lo largo y ancho del planeta y prácticamente no existe cultura que no haya creado su propia mitología. Plinio, el gran historiador romano, relata en su *Historia natural* que en el Imperio se creía que, si durante la menstruación las mujeres se acercaban a un recipiente de vino, éste se agriaba. Cual seres malditos, se las creía culpables de marchitar las flores, hacer caer los frutos de los árboles, destruir las cosechas y corromper cuanto alimento tocaban.

En nuestra cultura, todavía es posible encontrar algunos resabios de estas creencias. Durante el período menstrual, bajo el pretexto de que se corta, muchas mujeres se niegan a preparar mayonesa. Además, cuando menstrúa, se suele decir que la mujer está «mala», mientras que, para expresar que ya no tiene la regla, suele decir «ya estoy limpia».

Según numerosos especialistas, las reglas dolorosas son un problema que se ha agravado de forma notable en nuestro siglo. Entre las causas que se enumeran, la planificación familiar ocupa un lugar privilegiado, ya que en los últimos años se ha producido una importante reducción en el número de gestaciones, partos y tiempo de amamantamiento. Antaño, nuestras abuelas tenían muchos hijos y, en consecuencia, el número de sus menstruaciones era mucho menor que el de la mujer actual. Como es lógico, si se reduce la cifra de embarazos, aumenta la de las reglas. Además, no debemos olvidar que, cuando una madre amamanta a su bebé, pasa varios meses sin menstruar.

Según diversas estadísticas, más de la mitad de las mujeres en edad reproductiva experimentan algún tipo de malestar durante la menstruación. En el 10 por ciento de los casos las molestias suelen ser tan acentuadas que impiden a la mujer desarrollar con normalidad sus actividades diarias. En Estados Unidos se calcula que este problema acarrea cada año una pérdida de alrededor de 600 millones de horas de trabajo. Por fortuna, hoy se conoce la causa de la dismenorrea: las culpables son las prostaglandinas, unas sustancias que estimulan la contractilidad de las fibras del útero.

Se dice que la dismenorrea es primaria cuando los dolores menstruales aparecen en ausencia de una enfermedad ginecológica. En cuanto a la dismenorrea secundaria, se da cuando la mujer padece ciertas enfermedades como la endometriosis, los fibromas de la pared uterina o cualquier otra causa que impida la salida normal del flujo menstrual.

El dolor de la dismenorrea es semejante al que se produce durante el parto y está relacionado con una excesiva contractilidad de las fibras del útero. Este fenómeno se debe a la producción por parte del miometrio —se da este nombre a la capa muscular del útero— de prostaglandinas. Se ha observado que en las mujeres dismenorreicas la concentración de tales sustancias es mucho mayor que en las que menstrúan con normalidad. Este descubrimiento ha permitido desarrollar ciertos medicamentos destinados a neutralizar su acción y a combatir el dolor.

Además de las prostaglandinas, existen otras causas capaces de desencadenar los dolores menstruales; la más importante es la obstrucción mecánica. En efecto, todo aquello que retrase la salida del flujo menstrual puede provocar la formación de coágulos y la distensión de la cavidad uterina. (No olvidemos que la distensión es otra causa de dolor.) Este problema aparece sobre todo cuando el cuello del útero es muy estrecho o la matriz se encuentra en una posición anómala que impide la salida de la sangre.

Los factores psíquicos juegan un papel muy importante en la percepción del dolor en la dismenorrea. Estas molestias son más frecuentes en mujeres jóvenes con una personalidad inestable que revela la presencia de conflictos relacionados con dificultades para aceptar su sexualidad.

En otros casos, las madres han influido decisivamente sobre la forma de reaccionar de sus hijas frente a la menstruación. Las jóvenes cuyas madres les han inculcado que durante las reglas están enfermas, se ponen efectivamente «malas». En cambio, se ha observado que entre las hijas de madres que nunca tuvieron menstruaciones dolorosas, sólo un 6,8 por ciento sufría de dismenorrea. En este sentido, habría que preguntarse en qué medida los factores psíquicos pueden influir sobre la producción de prostaglandinas por parte del músculo uterino.

En cuanto a los síntomas, el dolor suele ser de tipo cólico o espasmódico, similar a los dolores de parto, y más intenso durante el primer día de la menstruación. Tiende a localizarse en la parte baja del abdomen, pero puede irradiarse a la región lumbar. Suele acompañarse de náuseas, vómitos, mareos, dolor de cabeza, fatiga y nerviosismo. Con frecuencia la mujer se ve obligada a guardar cama durante dos o tres días.

La dismenorrea primaria, por lo general, mejora espontáneamente con el paso de los años; a veces, desaparece tras un parto.

El tratamiento del dolor menstrual depende de su gravedad. Los analgésicos suelen resultar más eficaces si se toman de forma preventiva, antes de que aparezca la crisis dolorosa. Por lo general, las molestias ceden gracias a la aplicación de calor y a la administración de analgésicos leves, sedantes y antiespasmódicos. En algunos casos se suelen recomendar los diuréticos; al movilizar el líquido retenido, alivian la congestión pélvica. Cabe señalar que el simple ejercicio también ayuda a calmar las molestias.

En cuanto al tratamiento hormonal, se ha observado que los anticonceptivos orales proporcionan un notable alivio al 80 por ciento de las mujeres dismenorreicas. Al inhibir la ovulación, disminuyen el contenido de prostaglandinas en la sangre menstrual y el dolor es menos intenso.

Por fin, los inhibidores de las prostaglandinas son un valioso recurso al que se puede recurrir, siempre que no se abuse de ellos. Como todos los medicamentos, también éstos pueden producir efectos indeseables. Su administración continuada puede generar complicaciones renales.

ESTA NOCHE NO, QUERIDO

No por guardar silencio y no hablar del tema, la mujer deja de sufrir las consecuencias de ciertas perturbaciones que suelen afectar la sexualidad de la pareja. El dolor durante las relaciones sexuales es un problema que todas las mujeres han experimentado alguna vez.

En ciertas circunstancias, hacer el amor puede convertirse en una verdadera tortura que lleva a la mujer a negarse a mantener relaciones sexuales. Ante los requerimientos eróticos de su compañero, el miedo al dolor la lleva a disculparse alegando cansancio o dolor de cabeza.

Según diversas estadísticas, la *dispareunia*, o dolor provocado en la mujer por el coito, es una molestia sumamente frecuente; algunos especialistas han llegado a afirmar que el ciento por ciento de las mujeres la ha padecido alguna vez. Sin embargo, no todas se atreven a admitir que, a veces, el acto sexual les resulta más molesto que placentero. Embargadas por sentimientos de vergüenza, ocultan el problema a su pareja, y lo soportan sin recurrir a la ayuda y al consejo del ginecólogo.

No siempre la causa de las relaciones dolorosas son psíquicas; en muchas ocasiones, el origen de la dispareunia se debe a factores orgánicos que se pueden remediar.

El himen, esa delicada membrana que antes de la desfloración obtura parcialmente la entrada de la vagina, puede erigirse en el primer obstáculo para una relación sexual completa y satisfactoria.

En condiciones normales, el orificio que deja esta tenue membrana es lo suficientemente amplio para dar paso al flujo menstrual; sin embargo, es insuficiente para permitir la penetración del pene. Por eso, salvo que se trate de un himen muy elástico —también conocido con el nombre de himen complaciente—, durante el primer coito la membrana debe romperse. Debido a que está ricamente inervada, su rotura generalmente es algo molesta y a veces dolorosa; por eso, durante las primeras relaciones, la pareja suele desistir del intento de penetración. Una vez roto el himen, es frecuente que el pequeño traumatismo que se produce dé lugar a una leve inflamación de la vulva y la vagina conocida como *vaginitis de la luna de miel.*

A medida que el proceso mejora —ello ocurre de forma espontánea, sin necesidad de tratamiento—, las relaciones sexuales dejan de ser dolorosas y el coito se va normalizando y comienza a ser placentero. Sin embargo, en algunos casos, el dolor experimentado durante la primera relación puede producir una inhibición psíquica que impide a la mujer disfrutar del sexo. En estos casos, es recomendable que inicie una psicoterapia.

Ciertas alteraciones de la posición del útero también pueden dar lugar a que la mujer sienta dolor durante el coito. En condiciones normales, el cuerpo del útero se halla inclinado hacia adelante. Cuando se encuentra en retroposición —ello significa que el cuerpo del útero está inclinado hacia atrás, o sea hacia el recto—, la parte superior tiene más contacto con la cara posterior de la

vagina; en consecuencia, pueden existir dolores durante la penetración, sobre todo cuando ésta es muy profunda. En estos casos, el problema se resuelve mediante
un truco muy sencillo: durante el acto sexual el varón
deberá colocarse detrás de su compañera. Por el contrario, la elevación de la pelvis por medio de un cojín
no hará más que empeorar las cosas.

En cuanto al prolapso, o descenso del útero hacia la
vagina, una anomalía que aparece cuando la mujer ha
tenido varios hijos, la única solución consiste en la cirugía. De algún modo, este tipo de operaciones puede
modificar las relaciones anatómicas normales de los
distintos órganos pelvianos; por eso, después de la intervención pueden aparecer molestias residuales que se
ponen de manifiesto durante el coito. Por fortuna, hoy
se solucionan gracias a la valiosa ayuda del rayo láser.

Otra importante causa de dolor es la endometriosis,
una enfermedad que consiste en la presencia anómala
de mucosa uterina en la trompa, los ovarios u otros lugares del abdomen. En la actualidad existen tratamientos
adecuados capaces de solucionar este proceso ginecológico, uno de los más dolorosos y molestos que existen.

Como es lógico, las inflamaciones de la vagina, el
útero, las trompas o los ovarios producen dolor durante
la penetración; ello se debe a que el pene se pone en
contacto con zonas próximas a las que están inflama-
das. (Durante la penetración profunda el miembro viril
entra en contacto con el cuello del útero, que se encuentra en el fondo de la vagina.)

Las infecciones vaginales se deben sobre todo a un
hongo llamado *candida albicans* y a las *trichomonas*;
sin embargo, también pueden producirse por la acción
de otros gérmenes, como el *gonococo* o las *chlamydias*.
La infección produce flujo, cuyas características varían

de acuerdo con el tipo de germen. La mucosa vaginal se inflama e irrita, produciendo una molesta sensación de picor, dolor y quemazón. Durante el coito, debido al roce del pene con las paredes vaginales, estos síntomas aumentan hasta el punto de que pueden llegar a impedir las relaciones sexuales.

No es raro que, durante las primeras relaciones sexuales, los gérmenes que normalmente se hallan en la vagina se introduzcan en la vejiga; en este caso, dan lugar a la famosa *cistitis de la luna de miel*. Las molestias que produce esta inflamación también son causa de dolor durante la relación sexual.

En el tratamiento de la vaginitis deben colaborar los dos miembros de la pareja. Además de los medicamentos específicos, se recomienda un breve período de abstinencia sexual; de este modo, el epitelio vaginal irritado se regenerará normalmente.

Todavía hoy, el problema de la sequedad vaginal es vivido por la mujer como un oscuro motivo de vergüenza que sugiere la imposibilidad de gozar del sexo. Aunque las cosas no siempre son así, tanto ella como el varón suelen considerarla como sinónimo de frigidez.

La sequedad vaginal también afecta a las mujeres jóvenes; las estadísticas son harto elocuentes: entre los 20 y los 29 años la padecen alrededor del 30 por ciento. Este síntoma se debe a una disminución de los estrógenos, las hormonas que mantienen la vitalidad de la vagina y favorecen su normal lubricación.

El estrés de la vida moderna puede alterar el delicado equilibrio de las hormonas femeninas. Por eso, la ansiedad y el nerviosismo suelen disminuir la secreción de estrógenos. Durante el parto y la lactancia, así como en los días previos a la regla, se produce el mismo fenómeno. Además de estos factores, el ejercicio físico exagerado, las dietas de adelgazamiento muy drásticas, el uso de jabones alcalinos y de algunos espermicidas pueden afectar la normal lubricación de la vagina.

Debido a que los anticonceptivos suprimen la producción hormonal fisiológica, aquellos que contienen bajas dosis de estrógenos también afectan el medio vaginal. Lo mismo ocurre con ciertos medicamentos destinados a combatir la esterilidad femenina.

Como produce irritación y dolor durante el coito, la sequedad vaginal oscurece la vida sexual y afectiva de un alto número de parejas. Muchas mujeres llegan a desarrollar una verdadera adversión al coito, a veces difícil de superar. Por su parte, el varón suele interpretar la sequedad vaginal como un signo de rechazo y falta de deseo sexual.

Por fortuna, en la actualidad es posible solucionar las desagradables consecuencias de la sequedad vaginal mediante un producto que conserva la humedad de este órgano. Su principio activo, el *policarbofilo*, presenta grandes ventajas sobre los lubricantes vaginales tradicionales. Al no ser aceitoso, no mancha la ropa ni daña los preservativos. Debido a que favorece la acidez del medio vaginal, previene las infecciones, un problema tan frecuente como molesto. A diferencia de los demás lubricantes, no necesita ser colocado en el momento del coito; bastan tres aplicaciones semanales para mantener la vagina húmeda y flexible.

Todo parece indicar que en muchísimos casos la falta de lubricación de la vagina obedece a una falta de libido. El problema de la sequedad vaginal se ha popularizado casi tanto como el de la osteoporosis y, con resignación, la mujer menopáusica espera que le sobrevenga como algo que le depara el destino de forma irremediable. Sin embargo, es necesario introducir ciertos matices en esta cuestión tan delicada e importante para la mujer. Se ha observado que muchas mujeres menopáusicas que mantienen viva la llama del deseo y tienen una vida sexual activa no presentan este síntoma. La excitación sexual es uno de los estímulos más poderosos para que la sangre llegue a la pelvis y nutra la mucosa vaginal. Además, la congestión pelviana es necesaria para que tenga lugar la secreción vaginal. Por si fuera poco, el semen contiene ciertas cantidades de estrógenos que contribuyen a mantener el trofismo vaginal y a estimular su secreción. En consecuencia, las relaciones sexuales son un buen antídoto contra la sequedad de la vagina.

Personalmente me inclino a pensar que el problema de la sequedad vaginal es en buena medida un mito sostenido por los ginecólogos que creen que la vida sexual de la mujer se termina cuando cesan las reglas. Los profesionales que todavía piensan de este modo son más numerosos de lo que se cree.

Ante el menor intento de aproximación sexual, muchas mujeres sufren una contracción dolorosa e involuntaria de los músculos que rodean la entrada de la vagina, que lleva a una incapacidad total para realizar el coito.

Mediante el vaginismo, la mujer expresa sus conflictos inconscientes: las interpretaciones suelen darse a la ligera, y todo el mundo habla de temor a la relación sexual, miedo al placer o rechazo de una posible gestación. Sin embargo, será en el diván del psicoanalista donde ella podrá descubrir las causas profundas de su problema.

Contra lo que pudiera pensarse, no todas las mujeres que sufren vaginismo son frígidas. Sin embargo, la penetración del pene les resulta un hecho inadmisible.

Aunque ello impide el coito, la mujer puede llegar a tener orgasmos por medio de la estimulación del clítoris.

Ciertos ejercicios de contracción y relajación de los músculos que rodean la entrada vaginal están destinados a combatir el fuerte espasmo que impide la penetración. La paciente debería comprender que el objetivo de este método es desensibilizar la vagina, que en ningún caso debe ser agrandada mediante la cirugía. El tratamiento del vaginismo siempre debe complementarse con una psicoterapia destinada a resolver los problemas psicológicos que han desencadenado el síntoma. Una vez solucionados los conflictos, suele desaparecer el espasmo doloroso y la mujer puede llegar a gozar de una vida sexual más satisfactoria.

LOS ANTICONCEPTIVOS

Gracias a la preocupación del ser humano por controlar la natalidad, cabe esperar que ciertas estadísticas continúen perteneciendo al mundo de la ciencia ficción. Si la población siguiera aumentando a la velocidad de nuestros días, en el año 3050 la masa humana sería igual a la Tierra.

Como todo progreso, la anticoncepción ha tenido grandes pioneros y mártires. Thomas Malthus, economista y pastor protestante en la Inglaterra del siglo XVIII, definió la gravedad del problema al afirmar que «el deseo constante que manifiestan todos los seres vivos de multiplicarse más de lo que permite la cantidad de alimentos que se dispone es el motivo de la miseria y las hambrunas padecidas por una gran parte de la humanidad».

Por su parte, la feminista Margaret Sanger, enfermera norteamericana que se consagró a la causa del control de la natalidad, fue encarcelada por este motivo en 1912.

En el Antiguo Testamento ya encontramos testimonios de los esfuerzos que el hombre ha hecho por escapar al mandato de «creced y multiplicaos». La ley mosaica del levirato —costumbre judía que, con el fin de asegurar la descendencia, obligaba al hermano de un muerto a desposar a su cuñada viuda— fue desobedecida por Onán: al practicar el *coitus interruptus* burló la ley sin traicionar su deseo.

Especialistas en la historia amorosa de los pueblos opinan que este método anticonceptivo es el más antiguo que se conoce, y uno de los pocos en que el varón se preocupa de forma activa por prevenir las consecuencias de sus lides eróticas. El *coitus interruptus* era una costumbre muy difundida entre diversas tribus primitivas de Samoa, Sumatra y África. Otros pueblos recurrían a una variación menos brusca que consiste en mantener relaciones sexuales entre las piernas de la mujer (*coitus anteportas*).

Ya el hombre primitivo limitaba la natalidad mediante el aborto y el infanticidio, costumbre que más tarde retomaron los rudos espartanos a guisa de medida eugenésica. Según Hipócrates, el aborto era una cuestión común en la antigua Grecia. A pesar de que en su juramento prometía no entregar un pesario abortivo, prescribía fórmulas para interrumpir la gestación de acuerdo con la época del embarazo. Entre sus recetas figuraban el trébol mezclado con vino blanco y la cantárida, destinada a inducir las reglas. Platón admitía la legitimidad del aborto cuando la mujer temía los dolores del parto, y Aristóteles lo justificaba mientras el feto no estuviera animado. Tampoco lo criticaba Sócrates, hijo de una partera; el filósofo frecuentaba la casa de Aspasia de Mileto, amante de Pericles y consejera en cuestiones de amor.

Aunque condenaba el aborto, al exaltar la virginidad, el cristianismo primitivo contribuyó a la reducción del número de nacimientos. Pese a que en muchos países se castigaba el aborto con la pena de muerte, y el derecho canónico lo sancionaba con la excomunión, siglos después la mujer francesa punzaba las membranas fetales «con las uñas limpias y recortadas».

Desde muy antiguo, médicos y parteras tuvieron la intuición de que la mujer goza de períodos fértiles y estériles. Aspasia de Mileto indicaba las fechas en que las mujeres debían abstenerse de mantener relaciones sexuales. Digamos, de paso, que Hipócrates recetaba jengibre y bilis para curar la esterilidad. Después de estos tratamientos vaginales, aconsejaba a los maridos que hicieran el amor al principio o al final de las reglas, períodos que consideraba los más fértiles. En este punto le falló el sentido de la observación, más acertado en el caso de los indios de Nuevo México, que se abstenían del comercio sexual nueve días después de finalizada la menstruación. El actual método de Ogino, desarrollado en 1932 y también llamado de la continencia periódica, es fruto de las intuiciones de los pueblos primitivos.

En materia de anticoncepción, las mujeres siempre fueron más precavidas que sus compañeros de alcoba. Los brujos, en cuyas manos depositaron su confianza, les preparaban diversas fórmulas y brebajes y las iniciaban en rituales mágicos que debían asegurar la acción mecánica o química de hojas, raíces o sustancias que, como el ácido tartárico, goza de poder espermicida.

Así, el precursor del preservativo femenino, el diafragma, reconoce su origen entre las indias djukas de América del Sur, que colocaban en sus vaginas cáscaras de naranja.

Otros pueblos utilizaban algas marinas, hierbas picadas y tapones de hilo que debían actuar a modo de cedazo para esos homúnculos que luego recibieron el nombre de espermatozoides. Tan hedonista como el hábito de fumarlo, el uso del opio en forma de bolas que taponaban la matriz era una costumbre muy extendida en Sumatra.

También en Australia se conocía la receta de Aspasia de Mileto, que consistía en levantarse, arrodillarse y estornudar para que el semen cayera fuera de la vagina. Pero la amiga de Pericles iba más lejos aún: advertía a las mujeres que no cohabitaran con su hombre al principio y al final de las reglas y les daba recetas que contenían miel, aceite de cedro, alumbre o cera de mirto líquida, para que se untaran el cuello de la matriz. El vino blanco no faltaba en los preparados, ya que se le atribuía un poder astringente que cerraba el cuello uterino e impedía que el semen resultara fecundo.

Soranos, médico griego de principios de la era cristiana, aconsejaba contener la respiración para evitar el embarazo.

En Oriente, los chinos elaboraron complicadísimas recetas que combinaban con los procedimientos mágicos. Los japoneses usaban recios condones hechos con conchas de tortuga, cuero y cuernos, mientras que un delicado disco de papel impregnado en aceite de bambú protegía a las prostitutas de la gestación. Píldoras y óvulos eran vendidos por las comadronas a sus clientes islámicas; solían sentirse tan seguras de sus recetas que se comprometían a devolver el dinero si el resultado era adverso.

Diversos tratados del amor nos han legado algunas recetas anticonceptivas. En el *Ananga Ranga* se sostiene que «Nunca tendrá hijos la mujer que durante tres días consecutivos (...) tome el brebaje procedente de la planta *khalambha* mezclado con patas de mosca selvática». Por su parte, el *Kama Sutra* sólo habla de filtros de amor y afrodisíacos, y no hace referencias a la anticoncepción. En el *Jardín perfumado de Nefzaoui* se dice que la brea posee un poder astringente y espermicida si se aplica sobre el miembro viril.

Ya Gabriele Falopio, cirujano del siglo XVI, recomendaba un rudimentario preservativo como medio para prevenir las enfermedades venéreas, función que hoy se ha revalorizado debido al SIDA, la peste del siglo XX. Se trataba de un pequeño forro de tela, «desgraciadamente permeable», embebido en una decocción de hierbas astringentes. Falopio aconsejaba conservarlo en una bolsa que convenía llevar en el chaleco, listo para ser utilizado en la primera aventura erótica que surgiera.

Muchos afirman que el origen de la palabra condón se debe al inventor del profiláctico moderno, un tal Condom, médico de la corte de Carlos II de Inglaterra. Otros piensan que el término proviene del latín *condere*, que significa esconder o proteger. Su frecuente uso en Gran Bretaña determinó que también se lo bautizara con el nombre de «capote inglés», como se lo conoce en la literatura dieciochesca.

En la literatura del siglo XVIII no faltan los burdeles. En casa de madame Le Gourdan, regenta famosa de este tipo de establecimientos, había una «silla de limpieza» y otra de «comodidad». Los primeros bidés aparecieron en Francia hacia el año 1710. Los había de formas muy variadas: con respaldo, jeringa y ducha apropiada; otros, más respetables, se disimulaban en muebles con forma de inodoro, en costureros o escritorios. Su función era higiénica y anticonceptiva.

Desde que se idearan los primeros métodos anticonceptivos han corrido ríos de tinta, pero la anticoncepción no hizo grandes progresos durante el siglo xix,
cuyas eminencias, grises o no, confiaron en la abstinencia, mientras la fuerza del amor llenaba los orfanatos y
condenaba al hacinamiento a las clases menos favore-
cidas.

Más lúcida fue la labor de Aletta Jacobs, quien en
1881 fundó en Holanda el primer consultorio de planificación familiar. Pero los avances técnicos más notables y eficaces se han producido en pleno siglo xx, el siglo de los condones de colores.

En 1928 Grafenberg inventó el *sterilet* o DIU, y en
1954 Pincus desarrolló el primer anticonceptivo oral,
«la píldora». La necesidad de controlar la natalidad y la
progresiva liberación de las ataduras morales tuvieron
un incalculable efecto en el cuerpo social. Desde 1985
se encuentra en fase de experimentación una nueva píldora, esta vez para los hombres. Mucho más de lo que
Aletta se atreviera a soñar...

Para las parejas que ya no desean dejar la concepción de los hijos «en manos de Dios», como ocurría antaño, la ciencia continúa investigando nuevos métodos
anticonceptivos y perfeccionando los que, como la píldora, hace tiempo que se utilizan y ya han cumplido la
mayoría de edad.

Después del parto, muchas parejas temen reanudar
las relaciones sexuales por miedo a un nuevo embarazo; un recién nacido demanda demasiados cuidados y
desvelos como para que a la madre le queden fuerzas
o tiempo para planificar la llegada de otro hijo. Además,
es recomendable que entre un embarazo y otro transcu-
rra un tiempo prudencial que le permita recuperarse desde el punto de vista físico.

Frente a la disyuntiva de elegir un método anticonceptivo fiable y eficaz, la pareja debe tener en cuenta diversos factores. Si ya ha tenido el número de hijos deseado, puede recurrir a la vasectomía o a la ligadura de trompas, dos métodos que proporcionan una esterilización permanente. Por el contrario, cuando existe el deseo de tener más descendencia, es posible echar mano de otros métodos, como la anticoncepción oral, los métodos de barrera, etc. Otro factor a tener en cuenta es la lactancia: cuando la mujer está amamantando, está contraindicada la anticoncepción hormonal. Por lo tanto, la pareja puede utilizar el preservativo, el diafragma o los óvulos y jaleas vaginales.

La píldora

La historia de la revolución sexual comenzó en 1950 con los hallazgos de los doctores Pincus y Chang: gracias a las mismas hormonas necesarias para posibilitar el embarazo, a partir de 1960 se puso a punto el primer método anticonceptivo oral.

La píldora de aquellos años contenía dosis de hormonas casi astronómicas. Las primeras usuarias son las que hoy se benefician con los nuevos preparados tricíclicos, especialmente indicados para las mujeres mayores, o cuando las reglas son abundantes y dolorosas. Como la proporción de hormonas que contienen, y el carácter secuencial de su administración recuerdan el ciclo sexual, permiten una exquisita adaptación al organismo femenino.

Gracias a la gran fiabilidad de estos preparados, la mujer puede tomarlos con confianza y tranquilidad. Los nuevos anticonceptivos trifásicos se caracterizan por contener tres tipos de píldoras con cantidades de estrógenos y progesterona que aumentan progresivamente a lo largo del ciclo sexual femenino.

En la actualidad, los anticonceptivos orales contienen dosis de hormonas muy bajas. A pesar de ello, están contraindicados en las mujeres que fuman, así como en las que tienen tendencia a padecer problemas de coagulación, tromboflebitis, etc. Tampoco se aconseja utilizarlos después de los 35 años.

En los casos en que la madre decida alimentar a su hijo con leche artificial, puede comenzar a tomar la píldora inmediatamente después del parto. Por el contrario, si el bebé es amamantado, es preferible esperar al destete. Una parte de los componentes hormonales de la píldora pasan a la leche, y todavía no se conocen los efectos que estas sustancias pueden tener sobre el organismo del lactante. De todos modos, debe ser el especialista quien valore el producto más adecuado para cada caso en particular.

El *coitus interruptus*

Este método consiste en retirar el pene de la vagina en el momento previo a la eyaculación. Para que sea fiable y seguro, son necesarios por parte del varón un gran control y sentido de la responsabilidad. Por eso, el porcentaje de fallos es alto y oscila alrededor del 16 por ciento. Cabe recordar que la secreción previa a la eyaculación puede contener espermatozoides, un hecho que se debe tener en cuenta y que resta fiabilidad al método.

La abstinencia periódica

El método de Ogino Knauss, desarrollado en 1932, consiste en evitar las relaciones sexuales durante los días supuestamente fértiles. Para determinarlos, la mujer debe tomarse la temperatura basal, durante por lo menos tres períodos consecutivos, todas las mañanas antes de levantarse. Se ha observado que en la mujer la temperatura corporal desciende inmediatamente antes de la ovulación; veinticuatro horas después, hay un ascenso térmico que se mantiene hasta uno o dos días antes de la menstruación. Sólo se consideran «seguros» los días posteriores a la ovulación. No obstante, los índices de fallo de este método son tan elevados que en 1979 la Organización Mundial de la Salud llegó a la conclusión de que su aplicación es sumamente limitada y poco recomendable.

El DIU

Diseñado por Grafenberg hace cincuenta años, el primer dispositivo intrauterino consistía en un anillo metálico que se colocaba dentro del útero. La tasa de fiabilidad —los embarazos eran muy escasos— determinó que el proceso de perfeccionamiento del método continuara hasta nuestros días. Desde entonces, los dispositivos intrauterinos han sufrido diversas modificaciones, y en la actualidad existen algunos que en su estructura llevan incorporados hormonas y medicamentos. En la década de los sesenta, apareció la primera generación de dispositivos intrauterinos de material plástico; más tarde, con el descubrimiento de los efectos antifertilizantes del cobre, se comenzó a utilizar este material.

El DIU debe ser colocado en la cavidad uterina durante la menstruación; como en esta época del ciclo el cuello está más dilatado, la inserción es más fácil. Además, de este modo la paciente se asegura que no está embarazada durante su colocación.

La acción anticonceptiva del DIU se debe a varios mecanismos: todos los dispositivos actúan como un cuerpo extraño; éste determina que la mucosa uterina sufra un proceso inflamatorio inductor de cambios celulares y bioquímicos. Por otra parte, estimula la secreción de prostaglandinas, sustancias que aumentan la contractilidad del útero. Por último, la reacción inflamatoria atrae gran cantidad de células que tienen la capacidad de fagocitar los espermatozoides o el óvulo fecundado.

La mujer que se coloca el DIU debe saber que éste presenta ciertos inconvenientes como un exceso de flujo, pequeñas hemorragias fuera de la menstruación, o dolores cólicos. Además, favorece la enfermedad inflamatoria pélvica, una de las principales causas de esterilidad.

Las principales contraindicaciones para la colocación del DIU son la enfermedad inflamatoria pélvica, la sospecha de gestación y los antecedentes de embarazo ectópico. Debido al peligro de infecciones, algunos ginecólogos recomiendan no utilizar el dispositivo intrauterino cuando la mujer todavía no ha quedado embarazada. Tampoco es un método adecuado para las mujeres que han tenido varios hijos, pues tienen un útero muy grande, así como en los casos de pacientes afectadas por miomas uterinos.

Una vez colocado, para verificar que el dispositivo se encuentra en su lugar, la mujer debe someterse a una revisión ginecológica al cabo de tres meses. Luego se recomienda un control anual.

El preservativo

Gracias a la vulcanización del caucho, a partir del siglo pasado aparecieron los primeros condones de goma, mucho más eficaces que los primitivos. Hoy disponemos de modelos ultrafinos que contienen sustancias lubricantes y espermicidas. Siempre que se utilice correctamente, la fiabilidad del preservativo moderno es muy alta. Según algunos organismos internacionales de planificación familiar, cuando el condón es de la mejor calidad, las posibilidades de embarazo por rotura son de 1 entre 1000; estas cifras disminuyen a 1 entre 100 cuando la calidad del preservativo es baja. La London Ruber Corporation señala que la frecuencia de reclamaciones es de un usuario descontento por cada millón.

Para evitar roturas, el preservativo debe utilizarse en un medio correctamente lubricado. Si la secreción vaginal fuera insuficiente, se puede recurrir a algún producto *ad hoc*. Bajo ningún concepto debe usarse vaselina, aceite o cremas cosméticas; estos productos afectan la permeabilidad del caucho, y el condón pierde su capacidad protectora.

La principal causa de fallo del preservativo es la rotura. Para evitarla, es necesario dejar un espacio muerto en el extremo cerrado del mismo, previa extracción del aire. El pene debe retirarse de la vagina antes de perder la erección. Para evitar que el preservativo resbale y quede atrapado en la vagina, al retirar el pene es necesario sujetar entre los dedos el anillo del condón.

El diafragma vaginal

Consiste en un dispositivo de caucho que debe ajustarse por detrás del pubis y sobre el cuello uterino, en el fondo del saco vaginal posterior. Este adminículo se utiliza para evitar que el semen se deposite directamente sobre el cuello uterino; de este modo, permite que la jalea espermicida que se aplica en la vagina ejerza su acción anticonceptiva. Para que el diafragma se adapte perfectamente a la anatomía femenina, antes de adquirirlo es necesario que el médico tome la medida del diámetro del cuello.

Con el fin de evitar inconvenientes, el diafragma no debe extraerse hasta pasadas seis horas de la relación sexual. Si la pareja volviera a tener relaciones dentro de ese plazo, será necesario volver a aplicar jalea espermicida. Es aconsejable colocarse el diafragma cada noche, antes de acostarse, y luego ponerse la jalea. Todas las mañanas, antes de guardarlo, se debe lavar cuidadosamente.

La ventaja de este método reside en que no interfiere la sensibilidad del coito ni es percibido por la mujer o su pareja. El principal inconveniente consiste en que debe ser cuidadosamente ajustado y no puede ser usado por mujeres con relajación vaginal.

Capuchón cervical

Se trata de un pequeño diafragma en forma de dedal o copa que se coloca en el cuello uterino y permanece en su lugar debido a los efectos de la presión negativa. La principal desventaja reside en que debe adaptarse y ajustarse perfectamente a la forma del cuello de cada mujer en particular. Puede producir cierto grado de irritación. También debe utilizarse junto con una crema espermicida. Por lo general, se deja colocado unas 24 horas.

El preservativo femenino

Desde hace un tiempo, la mujer cuenta con una nueva alternativa destinada a evitar activamente los embarazos no deseados. Se trata del condón femenino, que también permite prevenir las temidas enfermedades venéreas. Este adminículo fue aprobado en mayo de 1993 por la Food and Drugs Administration, un severo organismo de control que en Estados Unidos autoriza la comercialización de los productos farmacéuticos.

El preservativo femenino ha sido lanzado al mercado después de exhaustivas investigaciones que abarcaron un período de cinco años. Cabe señalar que el nuevo método anticonceptivo ha sido probado unas 30 000 veces entre 1 700 parejas de más de 15 países.

Según las estadísticas llevadas a cabo en Estados Unidos, y presentadas en Reino Unido en la Real Sociedad de Medicina y en el Foro para la Salud Sexual y la Planificación Familiar, cuando el preservativo femenino se utiliza correctamente, los fallos apenas alcanzan un 2,4 por ciento. También se ha demostrado que el riesgo de que el esperma llegue a la vagina es unas tres veces menor que cuando se utiliza el preservativo masculino.

Por otra parte, un estudio llevado a cabo en el Reino Unido ha demostrado que las posibilidades de rotura son del 0,1 por ciento; frente a la tasa de accidentes de este tipo que presenta el preservativo masculino —oscilan entre el 1 y el 12 por ciento—, las cifras son despreciables.

Todo parece indicar que el preservativo femenino ha entrado con el pie derecho en el universo de los modernos anticonceptivos. Los estudios llevados a cabo señalan que, entre las parejas que lo han utilizado, el producto goza de un porcentaje de aceptación que oscila alrededor del 66 por ciento. Mientras las mujeres se sienten seguras y protegidas, sus compañeros estiman que el producto es aceptable, cosa que no suele ocurrir con el condón masculino. Además de la posibilidad de elección, las principales propiedades valoradas por las mujeres fueron la sensación de protección, la resistencia, la comodidad y la capacidad de control por parte de ellas.

La utilización del condón femenino hace necesario que la mujer se mentalice y la pareja se habitúe a la novedad. Este preservativo supone una revolución en los hábitos sexuales de la pareja. Sin embargo, el cambio de roles sólo es aparente: en materia de anticoncepción, la mujer ha sido siempre muy activa: es ella quien toma la píldora, se somete a la operación de ligadura de trompas, utiliza el diafragma vaginal, o se aplica jaleas espermicidas.

Una de las grandes ventajas del preservativo es que se puede colocar antes de iniciar el juego sexual, o durante el mismo. Además, no es preciso que el miembro viril esté en erección. (Cabe recordar que la colocación del condón masculino es una importante causa de la pérdida de erección durante el coito.)

El preservativo femenino viene perfectamente lubricado por ambas caras; no obstante, si fuera necesario, admite un lubricación extra. Como no se debilita por la presencia de productos oleosos, se puede utilizar cualquiera de los lubricantes vaginales que se expenden en las farmacias.

Para las mujeres que están en el período pre y posmenopáusico —la falta de estrógenos les suele producir sequedad vaginal—, el preservativo femenino es una alternativa digna de tener en cuenta.

Desde la jovencita que recién se asoma a la vida erótica, hasta la esposa que desea disfrutar de la sexualidad otoñal, toda mujer consciente de su salud y que mantiene relaciones sexuales puede utilizar el condón femenino. Este preservativo está indicado en los siguientes casos:

- Cuando la mujer está en tratamiento ginecológico con algún medicamento tópico de base oleosa.
- Para prevenir las enfermedades de transmisión sexual, en los casos en que la mujer mantiene relaciones sexuales esporádicas o abiertas.
- En los casos de alergia al látex, material con que están hechos los preservativos masculinos.
- Durante el puerperio.

Esponjas vaginales

Seguras y efectivas, la mayor parte de las esponjas vaginales se fabrica con poliuretano, que se impregna con un espermicida. La eficacia depende de la liberación de esta sustancia química y no del efecto de barrera, ni de su capacidad para absorber el semen. Antes de colocarla, se debe humedecer ligeramente la esponja con un poco de agua. Para eliminar el exceso de líquido, se puede exprimir. Debe permanecer en la vagina hasta pasadas seis horas del coito. Sin embargo, puede dejarse colocada sin problemas durante dos días. Pasado este período, debe ser extraída y sustituida por otra nueva.

Los espermicidas

Al fundirse, los minióvulos liberan una sustancia hiperactiva que paraliza y destruye los espermatozoides en menos de cuatro segundos. Además, se forma una fina película que recubre el canal vaginal y el cuello uterino.

Este método está especialmente indicado en la anticoncepción después del posparto y cuando la mujer no tolera la píldora.

El minióvulo debe introducirse profundamente en la vagina siete u ocho minutos antes del coito, estando la mujer acostada. La protección dura aproximadamente cuatro horas.

LOS BENEFICIOS DE LOS ANTICONCEPTIVOS

En 1985 un sondeo patrocinado por el Colegio Americano de Obstetricia y Ginecología arrojó resultados sorprendentes: un 76 por ciento de las mujeres encuestadas estaban convencidas de que el uso del anticonceptivo oral acarrea graves peligros para la salud. Por si fuera poco, la mitad de ellas creía que, en las mujeres menores de 35 años, la asociación del tabaco y los anticonceptivos conllevaba un riesgo de muerte mayor que traer un hijo al mundo. (Cabe señalar que en Estados Unidos las posibilidades de dejar la vida por las complicaciones de un parto son cinco veces mayores que las derivadas del uso de los anticonceptivos orales.)

Sin embargo, como señala el doctor Luigi Mastroiani en un artículo aparecido en *Postgraduate Medicine,* si evaluamos los peligros y los beneficios que produce el uso de la píldora, el fiel de la balanza se inclina por estos últimos. Según los expertos, el uso de los anticonceptivos orales produce una disminución de la incidencia del cáncer de ovario y de endometrio, así como de embarazos ectópicos, infecciones de las trompas y displasia mamaria.

De los tumores del aparato genital femenino, el cáncer de ovario es el que produce las cifras más altas de mortalidad. Según la Sociedad Americana del Cáncer, en 1991 esta enfermedad segó la vida de 12 500 norteamericanas.

Debido a que segrega estrógenos, el cáncer de ovario puede producir en la mujer un rejuvenecimiento inesperado. En *La engañada,* Thomas Mann relata la historia de una mujer que en pleno climaterio rejuveneció de forma sorpresiva: recuperó la tersura de la piel, se puso más bella y volvió a menstruar. Bastaron estos hechos para que la llama del deseo se reavivara y se enamorara de un hombre mucho más joven que ella. Muy pronto, la terrible realidad —el rejuvenecimiento se debía a un grave tumor ovárico productor de estrógenos— dio por tierra con su increíble historia de amor.

Debido a los escasos síntomas que produce el cáncer de ovario, cuando éstos aparecen, ya suele ser demasiado tarde. Por eso, los expertos consideran que el efecto protector de los anticonceptivos es uno de los más valiosos. Un estudio llevado a cabo de forma conjunta por los Centros de Control de las Enfermedades y por el Instituto Nacional para la Salud Infantil y el Desarrollo Humano de Norteamérica, reveló que los riesgos de sufrir un cáncer de ovario disminuyen en un 40 por ciento cuando la mujer toma anticonceptivos orales. Basta que los tome durante un período de tres a seis ciclos para que la acción ya sea evidente. Por si fuera poco, tras la suspensión del tratamiento los efectos protectores perduran durante unos quince años. Parece ser que los beneficios se deben a que los anticonceptivos inhiben la ovulación.

En cuanto al cáncer de endometrio, los mismos investigadores señalan que la administración combinada de estrógenos y progesterona durante doce ciclos consecutivos disminuye en un 40 por ciento el riesgo de padecer dicha enfermedad. Si bien no se conoce el mecanismo por el cual los anticonceptivos brindan esta protección, se piensa que, a largo plazo, su uso protege las células de la mucosa uterina de diversos agentes carcinógenos.

Por otra parte, los expertos señalan que, entre las mujeres norteamericanas, los embarazos ectópicos aumentan de forma constante. Las estadísticas llevadas a cabo en España concuerdan con las realizadas en Estados Unidos. Es posible que el fenómeno se deba al incremento de la enfermedad pélvica inflamatoria, una consecuencia de enfermedades de transmisión sexual, tales como la gonococia y la infección por *chlamydias*.

Según un estudio publicado en el *American Journal of Gynecology*, las mujeres que utilizan anticonceptivos orales y carecen de antecedentes de infecciones de las trompas de Falopio tienen un 50 por ciento menos de riesgos de ser hospitalizadas por este motivo que las que no los toman. Todo parece indicar que los anticonceptivos espesan el moco cervical y lo vuelven más viscoso; por lo tanto, éste se transforma en una eficaz barrera que impide el paso de las bacterias y los espermatozoides.

El uso de anticonceptivos orales no sólo brinda los beneficios ya enumerados. También las glándulas mamarias están más protegidas contra la aparición de nódulos benignos. Así lo afirman investigadores pertenecientes a la Asociación para el Estudio de la Planificación Familiar de Oxford. Una investigación llevada a cabo por miembros de esta organización permitió comprobar, tras la utilización de anticonceptivos orales por parte de mujeres, una importante reducción en la incidencia de la enfermedad fibroquística y de los fibroadenomas mamarios. Es posible que los efectos protectores obedezcan a una inhibición de la reproducción de las células de la glándula mamaria que tiene lugar durante la primera mitad del ciclo sexual femenino.

El uso de anticonceptivos orales también mejora la calidad de vida de un gran número de mujeres; ello se debe a que regulan el ciclo menstrual; en consecuencia, durante esos días la mujer se siente más cómoda y libre.

Al disminuir el volumen de la sangre menstrual, también se reducen las posibilidades de padecer una anemia por falta de hierro, un problema muy frecuente entre las mujeres.

Por otra parte, el dolor menstrual, tan común entre las adolescentes y las mujeres jóvenes, disminuye de forma notable gracias al uso de anticonceptivos orales. Un estudio publicado en la revista *Pediatrics* ha puesto de relieve que, mientras un 60 por ciento de las adolescentes padece este problema, un 40 por ciento pierde uno o más días de clase por la misma causa. Debido a que la frecuencia de los embarazos en las adolescentes ha aumentado de forma alarmante —en los últimos años la incidencia en España, por ejemplo, se ha multiplicado por tres—, se impone analizar la acción de los anticonceptivos orales en la mujer joven.

Para una adolescente, un embarazo no sólo implica un riesgo para su salud y la de su hijo; las consecuencias también son de orden psicológico y social. Según los especialistas, para las mujeres de esta edad, salvo contra-indicación médica, los anticonceptivos orales son los más adecuados. Se ha comprobado que, tras la interrupción de la píldora, muy pronto se restituye la ovulación y se normalizan los valores hormonales en la sangre. Ello demuestra la enorme capacidad de autorregulación del organismo adolescente.

Antes de tomar la píldora, la joven debe someterse a los mismos controles médicos que una mujer adulta. Se hará un examen físico general, seguido de una exploración ginecológica y mamaria. Son de rigor una citología vaginal y un análisis de sangre que incluya pruebas hepáticas.

Es de fundamental importancia que la adolescente sepa que la píldora puede acarrearle algunas molestias; las más frecuentes son las náuseas, los vómitos, los mareos, la pesadez de piernas y el aumento de peso. Los riesgos cardiovasculares de las adolescentes que fuman y toman anticonceptivos orales son mucho menores que en la mujer adulta. Pasados dos o tres ciclos, las molestias suelen desaparecer espontáneamente.

Por último, es necesario que la joven se mentalice para que la inconstancia no ponga en peligro los resultados de su tratamiento anticonceptivo. La falta de motivación y las relaciones sexuales esporádicas suelen tener como consecuencia una interrupción de la toma diaria. Si la joven mantiene relaciones sexuales abiertas, no debe olvidar que la píldora no la inmuniza contra las enfermedades de transmisión sexual. Por eso, aunque la tome, el preservativo debe ser su mejor aliado.

LOS ANTICONCEPTIVOS
EN LA EDAD MADURA

Cuando se acerca la menopausia, se deben tener en cuenta varios factores a la hora de indicar la toma de anticonceptivos: el más importante de ellos, lo constituyen los peligros de la administración de hormonas femeninas en la edad madura. También se debe considerar el riesgo de un embarazo no deseado, así como las dificultades que suele entrañar el diagnóstico de la pérdida de la capacidad reproductiva. Por todos estos motivos, para el ginecólogo las mujeres premenopáusicas son un grupo humano que plantea problemas muy particulares.

A esta edad, para elegir un anticonceptivo adecuado, es necesario tener en cuenta diversos factores: si bien la fertilidad decrece a partir de los 40 años, después de los 38 un embarazo conlleva una serie de riesgos que atemorizan a la mujer. En consecuencia, se impone elegir un anticonceptivo que le brinde las máximas seguridades. Por otra parte, la administración de anticonceptivos orales encierra ciertos peligros que no deben olvidarse.

Ante todo, debemos considerar el fantasma de concebir un niño subnormal. Cumplidos los 30 años, la incidencia de alteraciones cromosómicas del futuro hijo es de uno cada 450 recién nacidos sanos. A los 38 años de edad, las cifras se vuelven preocupantes: por cada cien recién nacidos sanos, llega al mundo uno subnormal. Después de los 40, la incidencia es de uno por cada 65 nacimientos.

Por otra parte, hay que tener en cuenta que, después de los 35 años, el embarazo también conlleva para la madre ciertos peligros que no se deben desestimar.

Es sabido que las posibilidades de ovular, y por lo tanto de quedar embarazada, están en relación con la regularidad de los ciclos. La mujer con ciclos irregulares sufre periódicamente desagradables sobresaltos relacionados con la posibilidad de estar gestando un hijo.

Por otra parte, es un hecho observado con frecuencia que después de unos meses de amenorrea —se da este nombre a la falta de menstruaciones— acompañada de sofocos, la mujer vuelve a tener una serie de ciclos regulares, sin que haya mediado tratamiento alguno.

No obstante, no hace mucho se ha descubierto que, para que la mujer tenga un embarazo normal, es importante el estado de vitalidad en que se encuentran las paredes uterinas. A partir de los 39 años, en el 83 por ciento de las mujeres las arterias que nutren la matriz están afectadas por la esclerosis. Como consecuencia de estas lesiones vasculares, se ve perturbado el normal aporte sanguíneo necesario para nutrir el embrión, de modo que éste pueda desarrollarse normalmente. A pesar de ello, a esta edad no se deben minusvalorar las posibilidades reproductivas de la mujer.

A la hora de elegir un anticonceptivo adecuado para la edad madura, se deben tener en cuenta todos los factores mencionados. Ante todo, el médico deberá cerciorarse de si los ciclos menstruales son regulares.

Pese a que se trata de un método seguro, el preservativo no es la mejor solución cuando el compañero sexual tiene problemas de erección.

Si la mujer no padece patologías previas que lo contraindiquen —por ejemplo, alteraciones hepáticas o una tendencia a la trombosis—, lo más indicado son los anticonceptivos orales con dosis bajas de hormonas, que también pueden ser utilizados por las mujeres con ciclos irregulares.

En el caso de que estuviera contraindicada la administración de estrógenos, destacados especialistas sugieren la utilización de gestágenos, otra de las hormonas femeninas que, a dosis bajas, se pueden tomar durante todo el ciclo; sin embargo, presentan el inconveniente de que pueden producir pequeñas hemorragias que agravan las irregularidades menstruales.

No existe ningún inconveniente en que las mujeres que llevan un dispositivo intrauterino lo sigan usando hasta que estén seguras de que han entrado en la menopausia.

En los casos en que la mujer ya está tomando la píldora y consulta acerca de la posibilidad de dejar de utilizarla, se le debe recomendar sustituirla por otro método adecuado para su edad.

Por último, cuando la paciente consulta tras varios meses de amenorrea, se le debe aconsejar que use algún método de barrera —el preservativo o el diafragma—, o una jalea espermicida. De todos modos, el ginecólogo deberá explicarle todas las posibilidades anticonceptivas de que dispone, para que pueda elegir con libertad.

LA SEXUALIDAD DESPUÉS DE LA MENOPAUSIA

Todavía hoy muchas personas mayores piensan que la sexualidad les está vedada y que es un coto reservado a la juventud. Esta creencia se nutre en tabúes que provienen de épocas muy lejanas, como se puede comprobar en el Antiguo Testamento: Sara, la mujer del patriarca Abraham, se sintió avergonzada cuando le anunciaron que iba a ser madre en el otoño de la vida.

No debemos sorprendernos de que la mayoría de las mujeres piense que el cese de las reglas las lleva irremediablemente a la muerte del deseo. Este punto de vista también es sostenido por muchos ginecólogos, cuya formación organicista los lleva a pensar que la libido sexual es pura cuestión de hormonas.

Sin embargo, no conviene desdeñar ciertos factores que, como el temor a los cambios físicos y a la pérdida del atractivo sexual, pueden afectar a la mujer cuando llega a la menopausia. No olvidemos que para ella también la menstruación está íntimamente ligada al mundo de la maternidad y, por lo tanto, al de su feminidad.

Por fortuna, las investigaciones de sexólogos de la talla de Shere Hite y Pfiffer han contribuido a derrumbar los mitos urdidos en torno a la sexualidad después de la menopausia. Según las encuestas llevadas a cabo por estos especialistas, entre los 65 y los 70 años, el 80 por ciento de las parejas estables mantienen relaciones sexuales con relativa frecuencia.

Las formas en que se manifiesta el erotismo durante la edad madura puede ser diferente al de la época juvenil. Sin embargo, el deseo y el goce sexual no se pierden por el hecho de envejecer. Los hombres y mujeres que mantienen viva la llama de la sexualidad son capaces de disfrutar de los placeres del sexo hasta edades muy avanzadas. En consecuencia, la mujer menopáusica no tiene por qué avergonzarse de sus deseos sexuales, ni pensar que ya no está en edad de pensar en «esas cosas». Sin embargo, ni el climaterio masculino ni el femenino se suelen caracterizar por las ardientes pasiones, suplantadas la mayor parte de las veces por la ternura, el afecto y la mutua comprensión.

A medida que envejecemos, la respuesta sexual puede volverse más lenta; por eso, conviene alargar los juegos previos, como si los relojes se hubieran detenido, y para amarse la pareja dispusiera de todo el tiempo del mundo. El placer no se debería condicionar a la velocidad con que se obtiene el orgasmo.

Después de la menopausia muchas mujeres suelen experimentar una exacerbación del deseo sexual; por eso, los reyes solían tener entre sus queridas a féminas que ya habían traspasado los umbrales del climaterio. Como si se tratara del canto del cisne, les gustaba disfrutar de ese momento del erotismo femenino que todavía hoy muchos ginecólogos creen efímero y pasajero. Sin embargo, no siempre la realidad les da la razón. Son muchas las mujeres de la tercera edad cuyo deseo y capacidad de goce no se eclipsa con el cese de las reglas.

Uno de los factores que deprime a la mujer y atenta contra su libido es el síndrome del nido vacío que sobreviene debido a la pérdida de la capacidad reproductiva y a que los hijos se van del hogar. Sin embargo, sería bueno que la mujer se preguntara si la menopausia acaba *necesariamente* con su deseo sexual. El simple hecho de que las hormonas empiecen a fallar o que la piel pierda su tersura y aparezcan las arrugas no son motivos suficientes. La sexualidad femenina no depende exclusivamente de la química de las hormonas; en ella interviene una complicada red de factores psíquicos que se van urdiendo desde la más tierna infancia.

Después de la menopausia, los estrógenos continúan cumpliendo una importante función en el organismo femenino. Protegen de los infartos y la osteoporosis, mantienen la tersura de la piel e impiden que la vagina pierda la elasticidad, se atrofie y se reseque. Las hormonas femeninas también estimulan la secreción vaginal que durante el coito facilita la penetración del pene. Como consecuencia de la falta de estrógenos, el aparato genital femenino experimenta una serie de cambios importantes. Con el paso del tiempo, disminuye el número de células que conforma la mucosa vaginal. Debido a que la capa muscular es reemplazada poco a poco por tejido fibroso, pierde elasticidad, se estrecha y se acorta. Al disminuir las terminaciones nerviosas del clítoris, éste puede perder parte de su sensibilidad. Todas estas circunstancias parecen confabularse para que la mujer menopáusica tenga algunas dificultades a la hora de hacer el amor. Tarda más tiempo en llegar al clímax y la intensidad de los orgasmos suele disminuir.

Según estadísticas publicadas en 1981 por el *British Journal of Sexual Medicine,* entre los 50 y los 59 años el 53 por ciento de las mujeres padece sequedad vaginal. Vale la pena insistir en que la falta de lubricación es un problema muy frecuente que atenta contra la vida erótica y suele impedir que la mujer menopáusica mantenga relaciones sexuales satisfactorias. Las consecuencias sobre la delicada psiquis femenina no se hacen esperar: a menudo la mujer atribuye la falta de lubricación a una pérdida del deseo. Por lo tanto, llena de sentimientos de culpa, se cree responsable del posible fracaso de las relaciones sexuales. En estas circunstancias, puede llegar a perder su autoestima y a caer en la depresión. Ante la falta de deseo de su compañera, y al no sentirse correspondido, el varón suele perder el interés por los encuentros sexuales con ella. Por fortuna, la sequedad vaginal ya no debe ser un problema para la mujer menopáusica. Siempre que ésta acepte la terapia hormonal sustitutiva —la administración periódica de estrógenos por diversas vías—, su sexualidad no tiene por qué verse afectada por la falta de lubricación. Gracias a estas hormonas, la mujer madura puede disfrutar normalmente de las relaciones sexuales.

Las mujeres que tienen cierto temor a seguir un tratamiento con estrógenos pueden recurrir a diversos medios para combatir o prevenir la sequedad vaginal. Los lubricantes que llevan sustancias grasas no mejoran la elasticidad vaginal ni su estado de vitalidad, sólo son un paliativo momentáneo que permite realizar el coito en condiciones poco molestas. Debido a que se aplican antes de iniciar las relaciones sexuales les restan espontaneidad. Además, manchan la ropa.

Vale la pena repetir que en el mercado existe un producto cuyo principio activo —el *policarbofilo*— tiene la propiedad de adherirse a las células que cubren la vagina hasta que éstas se descaman; en consecuencia, este órgano mantiene un buen estado de turgencia e hidratación. Desde la primera aplicación, son efectivas las propiedades hidratantes. Bastan tres aplicaciones semanales para prevenir la sequedad vaginal. Una de las principales ventajas del producto reside en que no es necesario usarlo antes del coito. Al restaurar la elasticidad, el preparado facilita las relaciones sexuales y devuelve a la mujer la seguridad y la autoestima, dos factores indispensables para que disfrute de su sexualidad sin ningún tipo de temor o inhibición.

Por último, ya hemos señalado anteriormente que la mujer que mantiene relaciones sexuales frecuentes se ve favorecida por la acción de los estrógenos que contiene el esperma masculino. Un motivo más para que no se prive de los placeres del sexo.

LAS OPERACIONES GINECOLÓGICAS
Y LA SEXUALIDAD

La creencia de que una operación que lleva a la pérdida de los órganos genitales repercute de forma negativa sobre la libido todavía está muy extendida.

Ante la amenaza de sufrir una operación de este tipo, no es raro que la mujer se sienta invadida por el temor a verse condenada a la frigidez y a no poder disfrutar más del sexo. Sin embargo, el deseo y la capacidad de gozar no se pierden *necesariamente* después de una operación ginecológica.

La extirpación del útero no tiene por qué afectar la sexualidad; no obstante, en aquellas mujeres cuyas sensaciones voluptuosas se originan sobre todo en el cuello y el cuerpo del útero, se observa una disminución del placer ligado a esta clase de excitación. El contacto del pene con el cuello del útero puede desencadenar intensas contracciones orgasmáticas, que se extienden como ondas a la vagina y los músculos pelvianos. Si una mujer ha sufrido una histerectomía —se da este nombre a la extirpación quirúrgica del útero—, las contracciones rítmicas que se producen desde este órgano desaparecen. Por este motivo, siempre que sea posible, cuando una mujer debe someterse a este tipo de operaciones, es preferible conservar el cuello del útero.

Después de una histerectomía, la mujer suele sentirse invadida por sentimientos de tristeza y de un estado de inestabilidad emocional difícil de dominar. Tres palabras resumen su sensación de pérdida irreparable: «me han vaciado.» En estas circunstancias, no suele encontrar consuelo para esta profunda herida narcisista. Sin embargo, aunque los pechos y la matriz sean para ella y su pareja el más importante símbolo de la feminidad, debería recordar que se goza con todo el cuerpo y que el placer no le estará vedado por el hecho de haber sufrido una operación.

LA VIDA PSÍQUICA

CUANDO EL CUERPO HABLA

Somerset Maugham, el gran escritor inglés, relata en su autobiografía que cuando su padre se trasladó a París como funcionario de la embajada de Gran Bretaña, se le ocurrió construir una casa de verano. Después de terminada la suntuosa villa, plantó árboles en el jardín y decoró las habitaciones con todo esmero y buen gusto. Al poco tiempo de vivir en ella, falleció.

A primera vista, su muerte no parecía tener ninguna relación con la nueva vivienda. Sin embargo, el doctor Thomas Holmes afirma que existe una íntima relación entre la gravedad de un proceso morboso y los cambios vividos por el paciente durante los años anteriores a la aparición del mismo. En el caso del padre del escritor, las modificaciones vitales que experimentó antes de construir su villa fueron tan importantes que lo llevaron a la muerte, justo en el momento en que había triunfado.

Cambios de casa, de país, de estado civil, o la muerte de un ser querido pueden afectar de tal modo nuestro estado de ánimo que terminamos por enfermar. La teoría del doctor Holmes fue puesta a prueba en agosto de 1967 por la Marina de Estados Unidos. Bajo la dirección del comandante Ransom J. Arthur, jefe de la Unidad de Estudios Neuropsiquiátricos, se llevó a cabo una exhaustiva investigación acerca de la influencia de los cambios vitales sobre la salud. Para ello se encuestó a 3 000 marinos que debían zarpar al mar para permanecer embarcados durante seis meses. Cuando regresaron, se los volvió a interrogar. Los resultados fueron sorprendentes: aquellos que se habían visto obligados a adaptarse a un mayor número de cambios padecieron durante la travesía entre un 50 y un ciento por ciento más de enfermedades que el resto de la tripulación.

Desde los albores de la medicina, el hombre intuyó que las emociones, los dolores espirituales y los sufrimientos del alma dejan su impronta en el cuerpo. Así lo hacen sospechar los extraños vínculos entre la brujería y ciertas curas milagrosas o los restablecimientos que diariamente ocurren en santuarios como el de Lourdes. Aunque no existen pruebas científicas que expliquen estos hechos, se trata de fenómenos que enfrentan al ser humano con la evidencia de una oscura relación entre el cuerpo y la mente. Ya Anaxágoras, que vivió entre los años 500 y 428 a. C., reflexionó sobre ello.

La actual medicina psicosomática basa sus tratamientos en la concepción de que existe una unidad funcional entre el cuerpo y la mente. No conforme con los datos objetivos que acerca de las causas de las enfermedades arrojan las frías cifras del laboratorio, esta especialidad busca en los insondables laberintos de la psique las causas de enfermedades cuya etiología se halla en los límites imprecisos de lo físico y lo anímico. Convencido de la influencia de las pasiones sexuales sobre la tuberculosis, la epilepsia y el cáncer, en 1818 el internista y psiquiatra Johan Christian Heinroth acuñó el término «psicosomática.»

El discurso médico —que necesita medirlo todo— analiza, radiografía y calibra el cuerpo biológico, que es el cuerpo de la pura necesidad. Sin embargo, existe otro cuerpo —que los psicoanalistas llaman cuerpo «erógeno»— mucho más sutil y difícil de aprehender, capaz de sufrir y de gozar. Cuando, debido a la represión psíquica, no podemos hablar de los conflictos insconscientes que nos afectan, nuestro psiquismo se manifiesta a través de dicho cuerpo.

La medicina psicosomática pretende hacer una síntesis de todos los factores patógenos que inciden sobre el ser humano. Esta práctica enfoca al enfermo en su totalidad y tiene en cuenta el contexto psíquico, social y cultural del sujeto.

A lo largo de la historia, la medicina ha oscilado entre dos tendencias opuestas: considerar al hombre como una unidad o separar tajantemente el cuerpo del alma que lo habita.

Ya los primeros filósofos tenían cierta idea de la unidad cuerpo-mente. Así, Platón sostenía que la pretensión de curar el cuerpo sin tener en cuenta el espíritu era un error. Según Aristóteles, el alma da la forma al cuerpo y es su principio vital; lo concebía en íntima unidad con el psiquismo.

La estrecha relación entre el cuerpo y el alma también fue pensada por el filósofo Descartes. Par él, el mundo estaba dividido en dos sustancias: la del espíritu pensante y la del cuerpo tridimensional, parecido a una maquinaria regida por las frías leyes de la mecánica. Aunque no podía explicar la sutil conexión entre el cuerpo y el espíritu, estaba convencido de su existencia.

En cuanto a los médicos, Galeno clasificó al hombre según cuatro temperamentos que todavía hoy se describen en ciertos tratados de medicina. Según esta concepción, el desarrollo de la enfermedad depende de que el paciente sea colérico, melancólico, sanguíneo o flemático. Hoy hablaríamos de «predisposición» o de «terreno», lo que indica que tampoco hemos avanzado demasiado en las explicaciones.

Con el advenimiento del cristianismo, la enfermedad comenzó a ser considerada como el justo castigo por los pecados cometidos. Las pasiones sexuales, consideradas culpables de enfermedades tan extendidas como la tuberculosis, se hallaban en el banquillo de los acusados.

En la Edad Media, el cirujano Henri de Mandeville opinaba que para curarse los pacientes necesitaban gozar de un cierto bienestar. Según él, «la alegría y la tristeza son accidentes del alma». Sostenía que las personas engordan cuando están contentas, mientras que adelgazan si son víctimas de la pena y la tristeza.

Hacia 1798, Pinel distinguió en su *Nosografía o Tratado de las enfermedades* las neurosis de la digestión de aquellas que se originan en el aparato circulatorio. Las primeras se caracterizan por los espasmos del esófago, los ardores de estómago, los vómitos, la bulimia y los cólicos. En la vertiente de las neurosis cardíacas, se hallan las palpitaciones y el síncope.

Anticipándose a Freud, en 1876 Maudsley dijo que si la emoción no se libera, se fija en los órganos y trastorna su funcionamiento. «La pena que puede expresarse mediante gemidos y llantos se olvida con rapidez, mientras que la pena muda que roe el corazón acaba por romperlo.»

Antaño consideradas como brujas, posesas y convulsas, las histéricas acudían al consultorio del doctor Freud para que éste descifrara el malestar que sus cuerpos gritaban a los cuatro vientos por todos los poros. Mientras Hipócrates pensaba que la histeria era una enfermedad típicamente femenina que se debía a extrañas migraciones del útero dentro del cuerpo, Galeno abandonó esta teoría y puso el acento en el origen genital de la dolencia. Caracterizan a la histeria extrañas parálisis, caprichosas zonas de anestesia cutánea que no coinciden con los trayectos nerviosos y espectaculares desmayos.

Freud, bajo la influencia del gran neurólogo Charcot, cuyas lecciones escuchó en el hospital de la Salpetrière, al principio atribuyó las manifestaciones histéricas a oscuras causas genitales y a la falta de relaciones eróticas. Más aún, creyó que sus bellas pacientes eran simuladoras y se sintió engañado hasta que una de ellas, Anna O., le exigió imperiosamente que la dejara hablar. Gracias a su fina intuición, muy pronto el médico vienés comprobó que, a condición de ser escuchados, los síntomas de los pacientes remitían en poco tiempo. Los efectos benéficos de ponerle palabras a las dolencias del alma eran indudables. De lo contrario, el cuerpo se encarga de decir con su lenguaje todo aquello que, debido a la represión, el neurótico es incapaz de expresar de otro modo.

El caso del eximio director de orquesta Bruno Walter es una clara prueba de que los síntomas histéricos no son un problema típicamente femenino. A principios de siglo, Walter comenzó a sufrir una parálisis dolorosa del brazo derecho. Desesperado y casi al borde de abandonar su brillante carrera musical, deambuló de médico en médico hasta que se dirigió a Viena para consultar con el doctor Freud. Después de varias sesiones de análisis, durante las cuales Walter pudo sacar a la luz sus conflictos insconscientes, la parálisis desapareció definitivamente. Gracias a la ayuda de Freud, pudo continuar dirigiendo hasta poco antes de morir, en 1962.

Con el advenimiento de los grandes avances científicos de este siglo, los médicos se mostraron más sensibles a los datos ofrecidos por la bacteriología, la radiología y la terapéutica que a la vida anímica de sus pacientes. En consecuencia, los factores anímicos quedaron totalmente fuera del discurso médico y científico. Todo aquello que no fuera susceptible de ser medido, quedó excluido de sus intereses.

Sin embargo, durante los primeros decenios, los psicoanalistas continuaron indagando en la línea trazada por su maestro. En 1913 Anton Federn presentó en la Sociedad Psicoanalítica de Viena un caso de asma, enfermedad de cuya naturaleza psicosomática hoy nadie duda.

Por su parte, Groddek trabajaba como médico en una estación termal del sur de Alemania. Interesado vivamente en las ideas freudianas, se puso en contacto con los psicoanalistas de la época. Se preocupó por hallar los «complejos psicológicos» inconscientes que subyacen bajo toda enfermedad, y creó el término «lenguaje de los órganos».

En 1927 Felix Deutsch introdujo en Estados Unidos la noción de psicosomática, especialidad de la que fue pionero junto con F. Alexander. Para éste existen dos tipos de enfermedades psicosomáticas: el primero sería la expresión de tendencias hostiles agresivas que, al estar bloqueadas, no se traducen en un comportamiento agresivo manifiesto. El segundo tipo sería el resultado de la dependencia y la represión de la necesidad de apoyo. Alexander vislumbró que existen conflictos específicos y tuvo en cuenta que ciertas situaciones vitales reactivan los viejos problemas no resueltos. También habló de un factor, al que denominó «factor X», que no es otra cosa que la predisposición o el terreno.

Conscientes de que los datos del laboratorio no bastan para explicar la evolución de ciertas enfermedades, en los últimos años algunos médicos e investigadores han empezado a preguntarse por la influencia de los factores emocionales sobre la inmunidad y las enfermedades psicosomáticas. Es cosa sabida que muchas de estas enfermedades, como el cáncer, la leucemia, la colitis ulcerosa y el asma, tienen en común algún desorden en el sistema inmunológico.

En un artículo aparecido en noviembre de 1987 en la prestigiosa revista médica *The Lancet*, sus autores describen ciertas relaciones entre la depresión, el estrés y la inmunidad. Si bien persisten en la pretensión de valorar y medir los acontecimientos de la vida anímica a través del estudio de la respuesta inmune, tanto *in vivo* como *in vitro*, terminan su artículo diciendo que «dado que el estado psicológico del individuo puede alterar la evolución de las enfermedades influidas por el sistema inmune (...), la investigación sobre las relaciones entre la psique y la inmunidad tiene importantes implicaciones clínicas». Los autores sugieren emplear tratamientos psicológicos para potenciar el sistema inmunológico y postulan que una actitud positiva ante la vida puede proteger al individuo de las enfermedades.

Gracias a la posición un poco más flexible de algunos investigadores clínicos, se ha producido un acercamiento entre quienes curan el cuerpo y aquellos que se ocupan de la vida anímica. De este modo, ha nacido una nueva disciplina, la inmunopsicología.

Convencido de que todavía queda un camino por explorar en ese campo límite entre lo psíquico y lo somático, Jean Guir se interesó vivamente por esta clase de fenómenos. Médico y psicoanalista, fue asistente de virología en la Facultad de Medicina de Estrasburgo y estudió biología molecular en el Instituto Pasteur de París. En su libro *Psicosomática y cáncer*, Guir propone una tesis en apariencia audaz, pero que se halla íntimamente conectada con las observaciones publicadas en *The Lancet*. Según su teoría, existen ciertos hitos fundamentales en la vida de las personas que, si no se simbolizan, pueden poner en funcionamiento determinados genes cuya mutación produciría la enfermedad psicosomática.

Por otra parte, hace una distinción entre el fenómeno psicosomático y la conversión histérica. Mientras que los síntomas de la histeria pueden curarse por medio de una interpretación acertada —como en el caso de Bruno Walter—, en la enfermedad psicosomática existe una lesión corporal cuya curación nunca se produce de forma instantánea a partir de una interpretación psicoanalítica.

Llegados a este punto, es importante hablar de la diferencia entre un síntoma médico y un síntoma psicoanalítico.

Para el médico, lo importante son las pruebas objetivas que avalan aquello que el enfermo trae con su síntoma. La enfermedad es para él un fin en sí mismo, algo «ajeno» al paciente, que hay que eliminar. «Tiene» neumonía, diagnostica, y este diagnóstico es el fundamento que remite al médico a una posibilidad de curación. Por eso poco le importa escuchar lo que el enfermo «dice» de su proceso. Lo que le interesa es lo que «tiene». El síntoma médico es del orden de la necesidad y es leído por el facultativo en el cuerpo del enfermo. Pero quien detenta el saber y tiene todas las respuestas es el médico.

En cambio, el síntoma psíquico es consustancial con el sujeto, de quien decimos que «es» neurótico, histérico o loco. Aunque lo ignore, quien tiene el saber sobre su padecimiento es el enfermo. Sin embargo, este saber es insconsciente y sólo podrá descubrirlo a través del discurso analítico. Por eso la tarea del analista consiste en escuchar y no en diagnosticar.

Si el paciente tiene un dolor de estómago, hablará de cómo vive este síntoma. Los síntomas lo representan y definen como sujeto. Por lo tanto, no son un elemento que se debe eliminar, sino que es necesario descifrar para saber qué hay detrás de él. En los síntomas prevalece algo del orden del deseo, algo de lo simbólico que se inscribe en el lenguaje. Gracias al proceso de simbolización, el sufrimiento psíquico busca su salida expresándose a través del cuerpo, de un gesto, una acción, un lapsus o un olvido.

La histeria se caracteriza porque se ha producido una simbolización que permite expresar con el cuerpo todo lo que a causa de la represión el enfermo no puede expresar de otra manera. La simbolización es la base de su discurso, gracias al cual se puede dirigir al otro para descifrar su síntoma. Por el contrario, en el fenómeno psicosomático ha faltado el proceso de simbolización; en consecuencia, a través de la lesión psicosomática, el enfermo hace un llamado «mudo» al otro, o sea el semejante.

El psicoanálisis se plantea el reto de transformar este fenómeno mudo en un síntoma, que ya de por sí es discursivo, para que el enfermo pueda empezar a hablar de él.

A lo largo de sus historiales clínicos, Guir nos muestra una dinámica muy particular que alude a hechos do-

lorosos de la vida del sujeto, que se desarrolla en tres
tiempos:

1. Separación brutal de un ser querido en la infancia.
2. Esta separación se repite en la realidad un tiempo
   más tarde.
3. Alrededor de un año después de la segunda separación, aparece la lesión.

Cabe señalar que estas observaciones no son aplica-
bles a todos los pacientes; cada caso debe analizarse de
forma individual.

Guir también observó que para el paciente existen
fechas significativas en las que han ocurrido ciertos hechos traumáticos. Asimismo considera importantes la
edad en que enfermó o falleció algún ser querido del
paciente, pues ésta suele coincidir con la edad en que
se desencadenó el proceso patológico del enfermo. Tal
sería el caso de José Carreras, quien en su autobiografía
relata que su familia era especialmente sensible a la palabra «leucemia». Una persona muy allegada al artista,
que había sido su amiga en la infancia, falleció de leucemia a la misma edad en que enfermó el cantante.

Cuando el ser humano no puede expresar con palabras los sufrimientos de su vida anímica —esto significa
que no los ha podido simbolizar—, su cuerpo enferma.
A través de la palabra, el psicoanálisis se puede convertir en un poderoso aliado de la medicina psicosomática,
capaz de aliviar esas «marcas» que los conflictos inconscientes han dejado en el cuerpo enfermo.

ORGASMO FEMENINO, ¿CLITORIDIANO O VAGINAL?

Todavía hoy el problema de la «normalidad» de sus orgasmos es una cuestión que sigue preocupando a muchas mujeres. Desde que a principios de siglo la princesa Marie Bonaparte, sobrina-bisnieta de Napoleón, y discípula de Freud, se ocupara con gran tozudez de la diferencia entre los orgasmos clitoridiano y vaginal, han corrido ríos de tinta. Mientras los sexólogos siguen empeñados en encasillar la sexualidad femenina por medio de números, gráficas y estadísticas, el psicoanálisis se ocupa del goce de la mujer, una experiencia que los aparatos de los científicos son incapaces de medir.

La búsqueda de una síntesis que explique el placer sexual femenino ha tenido sus grandes pioneros. El primero de ellos fue Sigmund Freud, cuyos estudios sobre la sexualidad infantil conmovieron al mundo de su época. No obstante, sus investigaciones sobre la sexualidad femenina no siempre fueron bien interpretados y han dado lugar a que se lo tildara de misógino y machista. Una lectura apresurada y poco profunda de sus teorías ha llevado a muchos a creer que Freud sostenía que la mujer debe pasar de una sexualidad clitoridiana, supuestamente infantil, a una sexualidad madura y, por lo tanto, vaginal.

Desde Marie Bonaparte, pasando por sexólogos de la talla de Kinsey, Masters y Johnson, o Shere Hite, continúan las polémicas y los intentos por hallar los «verdaderos» orígenes del placer sexual femenino.

Mientras Karen Horney decía que la niña experimenta sensaciones vaginales tempranas, Helen Deutsch insistía en que «la sexualidad de la mujer y su personalidad dependen de factores biológicos de carácter innato: los responsables de las diferencias sexuales son motivos elementales *enraizados en la biología*».

Perdida en los intrincados laberintos de la anatomía femenina, la princesa Bonaparte consideraba que la mujer es un hombre detenido en su desarrollo, cuyo clítoris sería fundamental para su evolución y destino psicosexual. Sin embargo, también pensaba que en la niña aparece precozmente un esbozo psíquico de lo que más tarde será el erotismo vaginal.

Las teorías de Freud la preocuparon hasta límites obsesivos. No sólo se interesó por la duración media del coito de los indígenas de la Melanesia, sino que pensaba que muchos problemas de frigidez se curarían con una intervención quirúrgica que consistía en acercar el clítoris a la vagina. Sin embargo, ninguna de estas operaciones logró dar una respuesta satisfactoria a sus interrogantes.

Tampoco los antropólogos pudieron sustraerse al misterio de la sexualidad femenina. Margareth Mead, que dedicó su vida al estudio de las costumbres de ciertas tribus primitivas, llegó a la conclusión de que la capacidad para el orgasmo depende de factores culturales. Apoya su tesis en la observación de los mudungumor, una tribu de Nueva Guinea que conoce el orgasmo femenino; sin embargo, sus vecinos, los arapesh, no creen en él.

Entre los sexólogos que se han ocupado del placer femenino, destacan Kinsey, Shere Hite y Masters y Johnson. Sus obras, los informes de Kinsey y Hite, y *Respuesta sexual humana* ya son clásicos de la sexología. A partir de experimentos llevados a cabo en el laboratorio, los dos primeros llegaron a la conclusión de que en el orgasmo de la mujer interviene el clítoris, el principal foco de excitación erótica. Por su parte, para Ladas y sus colaboradores, el punto G y la «eyaculación femenina» constituyen el punto de partida para una nueva síntesis de la sexualidad femenina.

Tan vieja como la humanidad, la «eyaculación femenina» ha cobrado una nueva significación a partir del descubrimiento del punto G. Aunque muchas mujeres la desconocen, ya en la Antigüedad se hablaba de ella. El *Kama Sutra* alude a «lluvias femeninas» y dice que «entre las diversas artes de la mujer encontramos una voluptuosidad que la conduce a un estado de gran calma. Gracias a la fricción, la vagina produce su esperma y el placer de la eyaculación es similar al que experimentan los hombres».

Cabe señalar que los antiguos —de ello dan fe Aristóteles e Hipócrates— creían que tanto el hombre como la mujer producen semen, palabra que significa semilla. Sin embargo, gracias al microscopio se descubrió que a diferencia del fluido seminal masculino, la eyaculación femenina carece de partículas fecundantes. Al no tener una función reproductora y al servir sólo para el placer, fue desposeída de su importancia y cayó en el olvido hasta nuestros días.

Aunque desde las épocas más remotas muchas mujeres sabían que la estimulación del punto G desencadena la eyaculación y un orgasmo cuyas particularidades parecen diferentes del clitoridiano, hasta 1950 nadie se ocupó de la «Bella Loca», como llaman en Panamá a esta zona vaginal.

Fue Ernest Grafenberg, un ginecólogo alemán, quien descubrió que durante el orgasmo algunas mujeres expelen por la uretra grandes cantidades de un líquido claro. En un artículo publicado en 1950, Grafenberg describió una zona erógena situada en la pared anterior de la vagina que parece estar rodeada de un tejido eréctil similar a los cuerpos cavernosos del pene. En recuerdo de su descubridor, los sexólogos Perry y Whipple bautizaron esta zona con el nombre de punto G.

El punto G, o esponja uretral, se halla situado en la misma zona que Galeno describió en el siglo II con el nombre de próstata femenina. Dice Grafenberg, su redescubridor, que «durante el estímulo sexual, la uretra femenina puede percibirse fácilmente, pues se dilata grandemente al término del orgasmo. La zona de mayor estímulo se encuentra situada en la uretra posterior, allí donde arranca el cuello de la vejiga».

Según los sexólogos Seveley y Bennet, las mujeres eyaculan a partir de la próstata femenina, formada del mismo tejido embriológico que la masculina. Este pequeño punto se encuentra dentro de la vagina; si imaginamos la esfera de un reloj, se hallaría entre las horas 11 y 1. Al contrario del orgasmo clitoridiano, para que la estimulación de este punto desencadene la eyaculación y las fuertes contracciones orgásmicas, es necesario que la zona sea sometida a presiones fuertes y rítmicas.

El descubrimiento de la eyaculación femenina ha puesto de nuevo al rojo vivo la cuestión de las diferencias entre el orgasmo clitoridiano y el vaginal, que desde Freud se asocian respectivamente —de forma equivocada— a una sexualidad inmadura e infantil y otra más adulta.

Muchas mujeres que han experimentado la eyaculación hablan de orgasmos múltiples cuya naturaleza parece ser diferente y de una calidad infinitamente «superior» a los producidos por la estimulación del clítoris. Por otra parte, diversos sexólogos han llenado las páginas de sus publicaciones con referencias a la «función específica» de este pequeño órgano escondido en la vagina, capaz de brindar a la mujer un placer sexual nuevo para ella acompañado de la expulsión de un fluido «exactamente *como* le ocurre al varón».

Muy pronto la eyaculación femenina se transformó en un nuevo motivo de reivindicación por parte de feministas de la talla de Germaine Greer, empeñadas en negar la diferencia de los sexos. Greer dijo que la eyaculación femenina «ya tiene una historia larga y prestigiosa»; para muchas mujeres, esta aseveración contundente y poco matizada puede llegar a significar la promesa de un nuevo Paraíso Perdido. Su búsqueda como signo de un placer superior puede transformarse en una frustrante carrera que no hará más que producir desconcierto.

Para las mujeres que disfrutan de los placeres del sexo, pero que no han experimentado las voluptuosas sensaciones de la eyaculación, ésta no debería transformarse en un nuevo elemento normativo de la sexualidad, como ha ocurrido con los orgasmos clitoridiano y vaginal.

La represión y la cultura han exiliado para siempre al ser humano de su destino natural. Por eso el laboratorio no puede dar cuenta de su sexualidad. La ciencia sólo puede evaluar el número y la intensidad de las contracciones de un orgasmo o las características del líquido eyaculado, pero es incapaz de medir el placer o el goce, ni tampoco puede dar cuenta de la estructura del deseo. Éste no está supeditado al conocimiento anatómico de los genitales, ni depende del punto G o de la calidad de estimulación.

A veces la mujer experimenta un goce inefable; de él poco puede decir, salvo que lo siente. Resulta paradójico que, ahora que los hombres desean reivindicar un goce que no esté supeditado a su órgano viril, la mujer, una vez más, se empeñe en buscar un placer similar al del varón, aun a costa de perder el que le es propio.

Por fortuna, también los sexólogos están empezando a cuestionarse la verdadera importancia de la eyaculación femenina. Según Edwin Belzer, «su conocimiento podría servir tanto para tranquilizar a aquellas mujeres que la experimentan, como para inquietar a quienes no la conocen». Estas últimas podrían caer en la trampa de creer que su orgasmo es «imperfecto».

Mustafá Safhouan, el psicoanalista que tradujo al árabe las obras de Freud, dice que «la erogeneidad de la vagina no nos parece un signo de normalidad, así como tampoco lo es la erogeneidad del clítoris. (...) La transferencia de la capacidad orgásmica del clítoris a la vagina es una *idea mítica* de la feminidad. Lo que es esencial no es la transformación de lo clitoridiano en vaginal, sino la transformación de una libido autoerótica en una libido objetal». Dicho en otras palabras, lo importante es que la mujer pueda disfrutar de los placeres del sexo con otra persona a la cual ha transferido su erotismo.

La preocupación por la normalidad de sus orgasmos, o la promesa de alcanzar gracias a la eyaculación cotas de satisfacción nunca soñadas, puede llevar a la mujer a dejar por el camino el placer de un encuentro sexual con alguien diferente a ella.

Las relaciones sexuales no deberían convertirse en una maratón, ni en una despiadada lucha entre el hombre y la mujer por estar en un pie de igualdad. Todo parece indicar que la riqueza de las relaciones eróticas reside en la diferencia de los sexos y no en su similitud.

La plenitud sexual y el goce femenino no dependen del conocimiento de la anatomía, la fisiología o el tipo de orgasmo; tampoco están subordinados a si la mujer experimenta o no eyaculación femenina. Más bien, la forma de gozar femenina está en relación con la estructura psíquica de la mujer, por cierto muy diferente de la masculina. Por último, cabe recordar que la mujer posee una mayor capacidad orgásmica que su compañero, cuyo goce está acotado; y sin embargo este hecho no lo hace sentir inferior.

Como dice Silvia Tubert, «el sustrato de la feminidad podría hallarse en la delimitación de la *pura diferencia*. El problema aparece cuando, en diversas interpretaciones de la teoría, la diferencia se degrada en *inferioridad*, con la consiguiente reacción ideológica de buscar negarla».

LA INSOPORTABLE LEVEDAD
DE LA ANOREXIA

Desde que los telespectadores de todo el mundo se asomaron a los entresijos biográficos de la princesa Diana, como por generación espontánea han surgido miles de anoréxicas y bulímicas, el lado oscuro de una enfermedad que se conoce desde hace más de 500 años.

El mundo lleno de espejismos de las modelos, las bailarinas y las gimnastas es la trágica cantera de donde proceden muchas anoréxicas. A Marta Bobo, las duras exigencias de la gimnasia rítmica le vinieron como anillo al dedo para justificar su rechazo a la comida. Para participar en los Juegos Olímpicos de Los Ángeles, era necesario que engordara tres kilos; Marta aceptó la recomendación de los médicos a regañadientes.

¿Quién no recuerda la escuálida imagen de Twiggy, la modelo de *Vogue* que en los prósperos años sesenta llenaba de secreta envidia a las jóvenes hippies, defensoras del amor, la vida y las formas naturales? Se dice que en su vida privada era de una austeridad más propia de las monjas de clausura que de una mujer perteneciente al mundo de la moda.

En sus autobiografías, las modelos Aimée Liu y Benedetta Barchini también se confiesan anoréxicas; los mismos rumores corren sobre Mandy Smith, la modelo y ex mujer de Bill Wyman, el bajista de los Rolling Stones.

Un análisis profundo de la vida de ciertas escritoras nos permitiría concluir que todas las anoréxicas y bulímicas se alimentan de la misma pasión: siempre al borde del abismo, antes que vivir sin desear, prefieren la muerte, aunque sea una muerte en vida. Desde Karen Blixen a Valérie Valère, que en su libro *Diario de una anoréxica** describió la sutil trama de su enfermedad, la lista es interminable. Virginia Wolf se suicidó; se dice que Sylvia Plath murió en su ley: después de varios intentos de suicidio, introdujo la cabeza en la oscura boca del mismo horno donde hacía los postres que ingería en los períodos de bulimia.

En *Una muerte dulce* —sin duda se trata de una novela autobiográfica—, Claude Tardat, la joven escritora marroquí, dice: «Un domingo suele ser un hueco insulso en medio del estómago, un vacío que todos los dulces del mundo no llegarían a colmar.» Hija de adinerados diplomáticos, la protagonista se burlaba de su madre cuando ésta pretendía aligerar sus pesadas formas de bulímica con modelos de alta costura.

Sin embargo, parece que la primera anoréxica de la literatura data de la mítica época de las tragedias griegas. La psicoanalista Ginette Rimbault nos ofrece una magnífica pintura de la Antígona de Sófocles, «esa adolescente surgida del deseo incestuoso entre un hijo, Edipo, y Yocasta, su madre».

También la Antígona de Marguerite Yourcenar, la gran escritora francesa, es anoréxica: «No tengo ham-

---

* Publicado por esta misma editorial en la colección Jet.

bre, esta noche no consigo digerir mi vida», dice la heroína.

Los sociólogos han tratado de arrancar sus secretos a la anoréxica. Para ellos, se trata de un problema de identificación masiva con los ideales que sugiere el modelo de la delgadez: la liberación sexual de la mujer significa soltar las amarras del hogar, los hijos y la fregona.

Para Susan Sontag, la anorexia sería el equivalente de la tuberculosis que en el siglo pasado paseaba su romántica imagen por los salones literarios. Sin embargo, «el factor desencadenante, que sería el anhelo de estar más delgada, pasa muy rápidamente a un segundo plano de una sintomatología mucho más compleja; *el temor por no volver a engordar no es cultural*», señala G. Rimbault.

Mientras Rubens inmortalizaba en el siglo XVII el ideal de belleza femenino —formas generosas y celulíticas—, un médico inglés hablaba por primera vez de la muerte de una joven anoréxica. En su clásica descripción el doctor Richard Morton dice que nunca vio una persona tan contraria a la vida.

Ya consumida por la anorexia, la emperatriz Sissi se dedicaba a coleccionar las fotografías de las mujeres más bellas del mundo. Por cierto, muchas de ellas no eran delgadas: en su colección figuraban vigorosas amazonas y opulentas mujeres como las que los varones del imperio otomano gustaban encontrar en los harenes. Todas ellas deseables y deseantes...

Aunque no siempre de forma consciente, la anoréxica «sabe» que, para el hombre, la mujer demasiado delgada no es deseable. El modelo asexuado y andrógino de los figurines es la coartada perfecta de la anoréxica de hoy, el señuelo que engaña a cuantos no han logrado preguntarse qué quiere decir ella con su cuerpo.

La espantosa «epidemia» de anorexia ya nos permite distinguir los síntomas conspicuos y señalar con el dedo —y con aire de *connaisseur*— a las jóvenes que vomitan lo que comen, gastan las energías bailando o se atiborran de chocolate. Con morbosa fruición comprobamos que los médicos están en lo cierto: el trastorno del esquema corporal es espectacular, grave, profundo. Verdaderos esqueletos vivientes, todas las anoréxicas se ven gordas, monstruosas y deformes.

¿Se trata del mismo problema de ciertas quinceañeras que, aunque delgadas, ven sus formas excesivamente redondeadas y siguen cuanto régimen se inventa para adelgazar? Si hacemos caso a las estadísticas —según algunas, el 80 por ciento de las adolescentes tiene trastornos del esquema corporal—, una interpretación ligera y apresurada les daría la razón. Sin embargo, no debemos olvidar que en la pubertad la distorsión del esquema corporal es casi la norma, lógica consecuencia de los profundos cambios y transformaciones que experimentan los adolescentes de ambos sexos. El paso de las formas infantiles a las adultas no es fácil: el cuerpo es torpe, sobran piernas y brazos, y no se sabe qué hacer con las manos. (Para comprobarlo, basta observar una foto de lady Di de adolescente, tomada en los jardines de Althorp House. Como si no pertenecieran a su cuerpo, las manos penden inertes e inexpresivas.)

Podemos asegurar que no todas las jóvenes que tienen conflictos con su esquema corporal serán anoréxicas; hacen falta otros factores.

Tercas, tenaces y trabajadoras, las anoréxicas se someten a restricciones más propias de santos y ascetas que de jóvenes modernas e inteligentes. Desde santa Catalina de Siena a Marta Bobo, sin excepción son hijas modelo, sumisas, y a la vez contestatarias.

Preocupada por que nada material le falte, la madre de la futura anoréxica se encarga de satisfacer sus más mínimas necesidades corporales. Muchas atiborran a sus hijas de comida. Otras creen que alimentarlas bien significa darles de comer científicamente: miden las calorías, buscan las vitaminas; cada alimento debe ser bueno y servir para «algo» en particular. Como dice el psicoanalista Jaques Lacan, la madre de la anoréxica «confunde los cuidados con el don de su amor».

Atosigada por una madre que nada suele desear por fuera de la relación con su hija, ésta se niega a comer. Al rechazar el alimento, quiere aniquilar su cuerpo biológico incapaz de experimentar y causar el deseo.

Es frecuente que en la historia de anoréxicas y bulímicas figure un familiar muerto. En *Las indomables figuras de la anorexia* la psicoanalista Ginette Rimbault señala que la anorexia de Sissi se desató al morir su hija Sofía, que llevaba el nombre de la odiada suegra.

Catalina de Siena vio la luz hacia el año 1347; para que ella y su hermana melliza sobrevivieran, esta última fue entregada a un ama de leche, pero falleció. Aunque la madre ya había traído al mundo a otros 22 hijos, decidió amamantar a Catalina hasta que, un año después, volvió a quedar encinta. Fue una niña mimada y cuidada como pocas; sin embargo, por ser la preferida, sobre ella se cernía la culpa de la muerte de su hermana. La santa comparte con otras anoréxicas el ascetismo y la religiosidad que, en algunos casos, llega al delirio místico.

Un año y medio antes del nacimiento de Diana de Gales había nacido su hermano John, «un niño tan deforme y enfermo que sólo vivió diez horas». La enfermedad de la futura princesa ya se perfilaba en la niñez:

no es casual que su malhumorado y rojizo gato respondiera al sugestivo nombre de *Mermelada*. Llena de sentimientos de culpa por no ser varón, la pequeña «era un estorbo. Echaba en falta mimos y besos... y le dieron un catálogo de la juguetería Hamley», nos dice Andrew Morton, su biógrafo. Como Sissi, tuvo «una infancia en la que materialmente no le faltó nada, pero emocionalmente todo».

Si el chocolate de Cadbury parecía hecho a la medida de Diana, poco tentaban a la emperatriz los bombones vieneses. Sissi, abanderada de la causa de Hungría; Diana, defensora de los menesterosos y víctimas del SIDA. *Necesarias* ambas para las Coronas de sus países, la enfermedad de Diana se desató cuando el príncipe Carlos le dio a entender que, más que una cuestión de amor, su matrimonio sería una cuestión de Estado y, por lo tanto, de *necesidad*.

Si bien Sissi aborrecía el ritmo de tres por cuatro que daba a la corte vienesa su insoportable aire frívolo, a diario castigaba su cuerpo con interminables sesiones de gimnasia. En cuanto a Diana, aunque ama la danza hasta el delirio, una lesión articular le impidió que gastara las energías bailando. Después de los atracones, no le quedaba otro remedio que vomitar.

Hija modelo de una madre que la atiborra de comida y de un padre complaciente —como buen *macho proveedor* contribuye a que en casa no falte nada—, el perfil psicológico de la anoréxica-bulímica es harto conocido. Del cuerpo de la anoréxica, los médicos lo han medido todo: hormonas, tensi63n arterial, equilibrio electrolítico; nada ha quedado en el tintero. Sin embargo, no han podido arrancarle su secreto. Para ellos, la levedad de la anorexia es insoportable, un desafío, una odiosa asignatura pendiente. Sobre el cuerpo de la necesidad, lo saben todo; sin embargo, ignoran el cuerpo del deseo.

La anoréxica se arranca las sondas con que la alimentan, vomita, toma laxantes a escondidas y tira las pastillas para recuperar el apetito. También a escondidas come la bulímica; cuando le corroe la culpa, recurre al retrete o busca la complicidad de las anfetaminas para adelgazar.

Ante todo, debemos decir que la anoréxica no sufre de inapetencia. Como la bulímica, quiere destruir ese cuerpo incapaz de desear, volverlo asexuado, repugnante a la mirada de los hombres. Al rechazar la comida, la anoréxica niega las transformaciones de la pubertad que convertirán su cuerpo en el de una mujer deseante.

Si bien el síntoma de la anoréxica se sitúa a nivel del cuerpo, conserva el apetito. Reducida a un ser biológico, mediante su rechazo a alimentarse la anoréxica repudia todo lo que provenga de la madre: tiene hambre de «otra cosa» que comida. Aunque aquélla la ha cuidado desde el punto de vista de las necesidades corporales y materiales, entre ambas ha quedado pendiente la cuestión del misterio del deseo y la sexualidad.

Para el psicoanálisis, no se trata de que su cuerpo languideciente vuelva a vivir desde el punto de vista biológico por medio de la alimentación con sondas o de medicamentos para abrir el apetito. Los criterios de curación propuestos en 1961 en el III Congreso Mundial de Psiquiatría, basados en la normalidad de las funciones corporales y en la adaptación a los cánones de la sociedad, espantan a la espectral anoréxica. Como bien señala Ginette Rimbault, «si su elección aparentemente conduce a la muerte, no por ello deja de haber una búsqueda de una *vida distinta*. (...) Al término de un análisis, una anoréxica no está forzosamente *curada* en el sentido médico del término. "Aunque" es posible obtener la curación biológica, alcanzar la liberación del deseo (...) sigue siendo una empresa ardua e incierta». Un verdadero reto.

MALES IMAGINARIOS

Víctimas de un verdadero sufrimiento, los hipocondríacos suelen quejarse de molestias tan vagas y complejas que más de una vez traen a los médicos por la calle de la amargura.

En los tiempos que corren, todo conspira para que el hipocondríaco despliegue a tope su neurosis. El constante bombardeo informativo sobre temas de salud se transforma para él en un poderoso imán que contribuye a alimentar su enfermedad imaginaria.

En la cantera de la hipocondría, muchas veces han encontrado su inspiración músicos como Beethoven y Schumann, poetas como Rilke, y dramaturgos como Strindberg.

En su libro *Los apuntes de Malte Laurids Brigge*, escribe Rilke: «Tengo miedo. Sería demasiado terrible caer aquí enfermo, y si alguien tratase de llevarme al hospital, seguramente moriría.»

La descripción que en 1882 hace Strindberg de su hipocondría es magistral: «La fiebre me sacudía como si fuera un colchón de plumas, me atenazaba la garganta como para estrangularme; me obligaba a encogerme hecho un ovillo; me hacía arder tanto la cabeza que los ojos parecían querer salírseme de las órbitas. Mis nervios estaban desmadejados, la sangre corría tumultuosa por mis venas, mi cerebro se agitaba como un pólipo cuando se le echa vinagre...»

Cual frágiles flores de invernadero, los hipocondríacos sufren en cuerpo y alma. Ya lo decía Nietzsche en una carta a su amiga Malwida von Meysenbug: «Usted y yo *nunca sufrimos sólo corporalmente*, sino que todo lo entretejemos con hondas crisis espirituales, hasta el punto de que no me cabe en la mente que pudiera curarme con los únicos medios de las farmacias y las cocinas.» A pesar de su escepticismo, el filósofo continuó empeñado en *buscar la salud*, y se convirtió en vegetariano. Al verlo deprimido, Richard Wagner lo acusó de hipocondríaco y le recomendó de forma tajante: «Coma carne.»

Según el *Diccionario de psicoanálisis* de Laplanche y Pontalis, el «beneficio secundario de una enfermedad designa, de un modo general, toda satisfacción directa o indirecta que un sujeto obtiene de ella». Así, Charles Darwin, autor del *Origen de las especies*, padecía de «nervios en el estómago» que, noche tras noche, le impedían el sueño y lo obligaban a vomitar. Con motivo de las controversias que suscitaron sus revolucionarias teorías, la enfermedad se sirvió de coartada perfecta para no asistir al famoso debate sobre la evolución que se celebró en Oxford.

Según la teoría de los humores descrita por Hipócrates, la hipocondría está íntimamente relacionada con la melancolía. Hasta el siglo XVII los médicos consideraban que la salud dependía del equilibrio entre los distintos líquidos que recorren el organismo: la sangre, la flema o linfa y la bilis, que puede ser amarilla o negra. El predominio de uno de estos humores daría lugar a los respectivos «biotipos»: los sanguíneos, los flemáticos, los coléricos y los melancólicos.

La palabra melancolía, que quiere decir mal humor, proviene de los términos griegos *melan*, que significa «negro», y *kholé*, que en español se traduce por «bilis».

Los antiguos creían que ambas bilis se forman en los hipocondrios, la zona donde asientan las emociones, situados debajo de las falsas costillas. Mientras la bilis amarilla tenía su origen en el hígado, la negra era segregada por el bazo, un órgano que en inglés recibe el nombre de *spleen*. Esta palabra, que ha dado origen a la española «esplín», también significa rencor, malhumor, humor tétrico, tristeza, melancolía...

Molière —también un hipocondríaco— describe magistralmente los síntomas de Argan, el héroe de su famosa obra de teatro *El enfermo imaginario*. Pendiente de cada una de las funciones del cuerpo, el protagonista se observa constantemente el pulso, los latidos cardíacos, el color de la piel, y analiza el carácter de sus excreciones.

Blanco privilegiado de sus intereses morbosos, vigila el aparato disgestivo y está al acecho de la más mínima perturbación. La lengua sucia le anuncia males hepáticos irremediables; la pesadez abdominal, los eructos y los gases le hablan de dificultades insalvables con el estómago o el intestino.

Disnea, toses inexplicables, puntadas de costado, crisis asmáticas... En su largo peregrinaje por las consultas de diversos especialistas, no es raro que el hipocondríaco termine sometiéndose a enojosas pruebas alérgicas. Con la misma resignación con que Argan paga las altas cuentas del boticario, se somete sin chistar a costosos estudios que llenarían de espanto y horror al resto de los mortales.

Cuando la comida o los pulmones no le ocasionan problemas, el hipocondríaco centra su atención en el sistema cardiovascular: alteraciones del pulso, taquicardias, extrasístoles (inocentes bromas del corazón),

crisis hipertensivas que sólo se desatan en el consultorio, o una angustiante sensación de opresión precordial
dar *consistencia* a una enfermedad que el asombrado
médico no logra diagnosticar con certeza.

Otras veces está pendiente de sus excreciones: así,
vigila el color de la orina, o toma laxantes que estimulan su intestino perezoso, o medicamentos que comba-
ten esa diarrea que le han diagnosticado como «colon
irritable».

La innumerable cantidad de gotas, «perlas» y brebajes que recetan homeópatas y médicos naturistas, y la
vaguedad de sus indicaciones le vienen al hipocondríaco como anillo al dedo. Así, existen pociones somní-
feras, astringentes, fortificantes, purgativas. En cuanto a
las «lavativas», las emolientes sirven para combatir la inflamación intestinal; las detergentes, para depurar el aparato digestivo, y las carminativas, para combatir los gases.

El miedo a contraer infecciones puede llevar al
hipocondríaco a huir de los enfermos o a contraer una
tremenda obsesión por la limpieza. Pese a su poderío,
el multimillonario Howard Hughes, el ciudadano Kane
de Orson Welles, vivió sus últimos días de forma mise-
rable. Atrincherado en la habitación de un hotel, para
defenderse de los gérmenes se entregaba a los más extraños rituales; por si fuera poco, para depurar los programas de televisión de cualquier mancha racial que los
oscureciera, enviaba continuas órdenes a las cadenas
que le pertenecían.

No sólo monsieur Panard, el personaje principal de
Los viajes de la Salud de Guy de Maupassant era un ma-
niático de la homeopatía, la metaloterapia, los masajes
y los medicamentos.

Para cuidar mejor su «precaria salud», los hipocondríacos están atentos a cuanto programa de radio y tele-

visión se ocupa de los males del cuerpo. También suelen leer toda la información que aparece en las revistas, los libros, los folletos y los prospectos de medicamentos. Si antaño el *Manual de diagnóstico etiológico* del doctor Gregorio Marañón o los libros del naturista Gayelord Hauser eran los clásicos favoritos entre los hipocondríacos, hoy le hacen sombra las innumerables publicaciones que a diario aparecen sobre el tema. Según datos proporcionados a *La Vanguardia* por los laboratorios Boehringer-Ingelheim, mientras el 63 por ciento de las personas se informa por el médico de cuestiones generales sobre la salud, el 40 por ciento lo hace por medio de la prensa, la radio y la televisión; el 36 por ciento lee libros especializados, y el 29 por ciento estudia folletos y prospectos. En cuanto al farmacéutico, es el consejero de un 19 por ciento de los clientes.

Hasta no hace mucho tiempo, la medicina consideraba que la hipocondría era un «trastorno funcional» del orden de la *distonía neurovegetativa*. A esta especie de cajón de sastre iban a parar una serie de enigmáticas molestias para las que los médicos carecían de explicación y que trataban con tranquilizantes, antiespasmódicos o analgésicos.

Las alteraciones corporales de los hipocondríacos se deberían a una falta de descarga adecuada de la libido que eleva el grado de tensión de ciertos órganos, y se percibe en forma de sensaciones dolorosas. (Según Freud, se podría denominar libido a la energía psíquica «relacionada con todo aquello que suele designarse con la palabra *amor*».)

En condiciones normales, la mayor parte de la energía libidinal es depositada en determinadas personas y en el mundo afectivo que rodea al sujeto. Por el contrario, en el hipocondríaco se produce una «retracción» de la libido que se estanca o acumula en los distintos órganos del cuerpo. Este proceso es del orden del narcisismo, y sería culpable de las reacciones químicas y nerviosas que terminan alterando la salud del hipocondríaco. La representación psíquica, la «fantasmática» que de sus órganos tienen estos enfermos, les altera profundamente el yo.

En los melancólicos, los impulsos hostiles que experimentan hacia alguna persona querida se vuelven contra el yo, o se transforman en autorreproches. Por eso, muchas veces la hipocondría les sirve para calmar sus sentimientos de culpa.

Cabe recordar que también las personas normales suelen experimentar una retracción de la libido. Ello ocurre cuando contraen enfermedades tan simples como una gripe o un dolor de cabeza. En estas circunstancias, el paciente se desentiende totalmente del mundo que lo rodea, al tiempo que la libido y los intereses del yo se centran en lo que está ocurriendo en su cuerpo. «Concentrándose está su alma en el estrecho hoyo de su molar», decía Wilhelm Bush al referirse a un poeta con dolor de muelas.

La clínica psicoanalítica ha constatado que las manifestaciones hipocondríacas constituyen una especie de encrucijada donde se encuentran la neurosis obsesiva, las fobias y ciertos tipos de psicosis. Con mucha frecuencia constituye el desplazamiento de estados de angustia que se ha transformado en miedo a la enfermedad o a ser víctima de alguna perturbación física. De ello resultan las fobias a los hospitales, los microbios o el temor a contagiarse del SIDA. Por fortuna, los hipocondríacos que terminan sus días como Nietzsche o Strindberg son la excepción.

Ya en el diván, el melancólico se entrega al interminable relato de sus síntomas. Para que haga una demanda de análisis, es necesario que algo de su ordenamien-
to vital trastabille, que parte de su cobertura imaginaria
falle. Un exceso de sufrimiento o un malestar inesperado e incontrolable que no logra justificar por medio de
sus explicaciones domésticas pueden llevarlo a la consulta del psicoanalista.

Así, llegado el momento de cuestionar su existencia
por primera vez, constatará con sorpresa que también
él puede restaurar el «Principio del Placer», único remedio para sus males imaginarios.

La eterna insatisfecha

Desde la noche de los tiempos la mujer ha acudido a
los maestros para pedirles conocimientos sobre su cuerpo. A través de sus dolencias, les ha preguntado qué significa ser mujer y cuál es su deseo.

Cuatro mil años antes de Cristo, ya los doctores se
volvieron locos tratando de explicar los síntomas de la
histeria. Las mujeres que la padecían deambulaban de
médico en médico quejándose de síntomas tan peregri-
nos como las parálisis que no coinciden con los trayectos nerviosos, las pérdidas de conocimiento y las zonas
insensibles que adoptaban las formas más caprichosas.
Todavía hoy, ante la imposibilidad de someterla a las
verificaciones de aparatos y radiografías, los cirujanos
no se rinden y tratan de disecar los secretos de la histeria a través de múltiples operaciones. Tampoco es raro
que, como una locura más, sea arrojada por los psiquiatras a esa especie de cajón de sastre adonde va a parar
todo aquello que no se comprende.

Tanto el papiro de Kahoun como el de Ebers —documentos que datan del 1900 y del 1500 a. C., respectivamente— hablan de los floridos síntomas de mujeres afectadas por una enfermedad rara y misteriosa. Llama la atención que, ya entonces, se los haya atribuido a una causa única: insatisfecho y desfalleciente de inanición, el útero pierde peso, se seca, se vuelve liviano y se transforma en un órgano vagabundo que recorre todo el cuerpo en busca de humedad y de comida. Para devolverle su vitalidad y gravidez, ¿qué mejor que alimentarlo con un embarazo? Aunque los egipcios completaban la receta con la inhalación de sustancias fétidas y nauseabundas, y fumigaciones vaginales perfumadas, su consejo no nos debe extrañar. Todavía hoy, cuando una jovencita acude a la consulta del ginecólogo, como remedio para sus males muchas veces se le aconseja el matrimonio. Y como dice el psicoanalista Charles Melman: «Verdaderamente no se equivocan cuando un embarazo pone fin al desorden. Pero proponiendo que ella se reconozca como madre, dejan aún más abierta que antes la cuestión de la mujer, esa interrogación que precisamente se origina en el «A ésa hay que...», pero no concluyen.»

Un poco más cerca de nuestra era, tanto Hipócrates como Platón se muestran de acuerdo con las tesis egipcias. Para éste, el útero es una especie de animal insaciable, una bestia interna a la que «sólo le apetece concebir niños; (...) cuando permanece largo tiempo sin fruto, se impacienta y soporta mal ese estado; errando por todo el cuerpo, obstruye los pasajes del aliento, impide la respiración, arroja a las angustias más profundas e insoportables y provoca toda suerte de enfermedades». Si el animal se aloja debajo del diafragma, impide la respiración y produce convulsiones y epilepsia. Si prefiere el corazón, será la causa de la ansiedad o del conocido «globo histérico» que sube y baja por detrás del esternón. El padre de la medicina también lo es del nombre de la enfermedad: la palabra histeria proviene del griego *hysterá*, que significa «matriz».

Para Galeno, la histeria no se debe a los desplazamientos del útero, sino a una retención seminal. No olvidemos que, según los antiguos, también existe un semen femenino. Prueba de ello es que para él esta causa también podía producir los mismos efectos en el hombre. Como Areteo, también había observado casos de histeria masculina.

Ofensiva para las leyes divinas, la continua insatisfacción de la histeria fue considerada por san Agustín como un signo inequívoco de la animalidad de la mujer. Como la satiriasis del varón, Pinel consideraba que el furor uterino y la ninfomanía eran el producto de deseos libidinosos no controlados.

Casi a finales del siglo pasado, Falret, un médico francés, dijo que la histeria formaba parte de la «locura moral», tachó a quienes la padecían de «verdaderas actrices» y aseguró que su mayor placer consistía en engañar. Su dedo acusador no se detuvo: Falret también señaló que las histéricas «exageran hasta sus movimientos convulsivos y (...) viven en una mentira perpetua, (...) se hacen pasar por santas mientras que en secreto se abandonan a las acciones más vergonzosas». Todavía hoy algunos médicos llaman a la histeria de forma peyorativa: para ellos, es el carnaval de las enfermedades.

Ha pasado la hora de las poseídas, las brujas y las endemoniadas. Sin embargo, la histeria está entre nosotros. Como dice Israël, «cada uno tiene un trozo de ella, una pepita». ¿Qué otra cosa son si no los ahogos, las crisis nerviosas y la respiración entrecortada? Aún hoy estos fenómenos siguen observándose con harta frecuencia. No es raro encontrar camuflada la histeria detrás de la feminista más empedernida o de la ejecutiva que trabaja de sol a sol; pero también se la descubre en la queja del ama de casa que pule y da brillo a su hogar, prolongación de su cuerpo que exhibe como una parte de sí misma o utiliza como escenario.

Como la vestimenta y el maquillaje, se dice que la histeria varía con las épocas y las culturas. La *belle indiférente* que paseaba sus desmayos por las calles vienesas era enviada a las curas termales de la fastuosa Marienbad, donde podríamos encontrar a la bella Lou Andréas Salomé —amiga de Nietzsche y discípula de Freud— o a Bertha Pappenheim, la famosa Anna O., que consagró su vida a los necesitados y llegó a ser una conocida visitadora social que brilló en los medios culturales de Austria.

Antaño, amigos y maridos ordenaban infusiones de valeriana, y el bromuro ocupaba un lugar privilegiado en las mesillas de noche. Los abanicos que oxigenaban esos pechos blancos y palpitantes se compraban por docenas. Mientras Lizst interpretaba sus apasionadas rapsodias, imprevisibles desvanecimientos sorprendían a las damas en los salones literarios. Ya cerca del segundo milenio, todavía es posible presenciar ataques dignos de Charcot, aunque es más frecuente que la histeria se arrope con el histrionismo de las actrices. En su filón dramático el arte encontró a las divas de todos los tiempos: Claudia Muzzio, Isadora Duncan, Greta Garbo, Marylin Monroe, Madonna... ¿Por qué no incluir también a las folclóricas españolas?

¿Qué significa ser mujer? ¿Qué desea? Tales preguntas, *leit motiv* de las histéricas, fueron el hilo conductor que llevó a Freud a descubrir la estructura del deseo y el psicoanálisis.

La seriedad del método no fue obstáculo para que una de sus pacientes lo bautizara en términos jocosos: *chimney cure* —«limpieza de la chimenea»—, metáfora que ponía al maestro en el lugar del deshollinador. Al desatascar su cuerpo enfermo y descubrir el deseo entre las cenizas de sus síntomas, éste podría arder en toda su magnificencia. El trabajo era arduo. «Doctor —se quejaba—, el tiro está limpio, pero esto se sigue llenando de humo.» Y continuaba protestando no sin antes arrojar a las llamas un gran leño verde.

También Anna O. pedía al profesor respuestas sobre su cuerpo y su deseo, y llamó *curación por la palabra* a las artes de su doctor. «Déjeme hablar», le exigió. A condición de *ser escuchada*, los efectos benéficos de encontrar palabras para las dolencias del alma no se hicieron esperar.

En 1885 Freud obtuvo una beca para estudiar en la cátedra de enfermedades nerviosas del gran Charcot, el neurólogo para quien la histeria hundía sus oscuras raíces en la «cosa genital». En los pasillos de la Salpetrière, el joven Sigmund oyó musitar los secretos de esa enfermedad que su maestro trataba mediante la hipnosis y un extraño aparato que, al comprimir los ovarios —en los umbrales del siglo XXI todavía algunos médicos los presionan con sus dedos—, debía poner coto al ataque, y a la histérica en «su lugar».

Durante los primeros años de sus investigaciones, también Freud cayó en la misma trampa que sus antecesores y consideró a las histéricas como enfermas genitales. En vano trató de borrar los síntomas y acallar sus bocas. Cual estampido de alerta, muy pronto volvió a resonar en sus oídos aquel «déjeme hablar» que lo lle-

vó a escuchar esa verdad que la histérica pregona va-
liéndose de su cuerpo enfermo: *no existe un Saber sobre el sexo*. Sin embargo, ella acude a los maestros para
que le sea revelado.

Tanto para la mujer como para el varón, la relación
sexual es tortuosa y poco afinada; Anna O. quiso denunciar las dificultades que todo ser humano tiene con
la sexualidad.

Gracias a las histéricas, Freud supo que, por el hecho
de tener acceso al lenguaje, al ser humano le está vedada una sexualidad plena en el más estricto sentido de la
palabra. Como dice Melman, «... aquello que lo satisface sexualmente se soporta en una *imagen privada, una
imagen singular* creada por su fantasma. Esto se produce a una edad muy temprana, en la primera infancia, y
sabemos que cuando el adolescente descubre que esa
imagen no corresponde a la idea que de él podía hacerse, ya no tiene elección, está cautivo, capturado por
ese juego en el cual no tiene ninguna libertad». En efecto, ¿acaso para alcanzar el orgasmo no recurrimos a
nuestras fantasías más inconfesadas y escondidas? En
cambio, en el reino animal cuando una hembra está en
celo, responde al macho de forma inequívoca. En otras
palabras, en el lecho siempre hay «algo» que cojea: en
el juego de dar y recibir, mientras un *partenaire* siente
que ha dado más que el otro, y que éste se ha quedado
corto, a su compañero sexual le sucede algo similar. Por
eso, nos pasamos la vida buscando a otro que en la relación sexual nos complete y nos devuelva la unidad
perdida. Por algo se dice que cada uno busca su media
naranja. Cuando el psicoanálisis sostiene que la relación sexual no existe, quiere decir que es imposible encontrar un *partenaire* que nos complete dándonos
aquello que esperamos. En el juego de dar y recibir, la

relación no encierra ninguna proporción. Si nuestro compañero sexual nos completara, ¿seguiríamos deseando? A pesar de la liberalización de las costumbres, de la educación sexual preconizada por los sexólogos y de los anticonceptivos que permiten una relación de pareja más libre, el misterio de la sexualidad sigue en pie y el ser humano continúa soñando con una unión mítica como la que alucinaba con su madre, su primer objeto de amor.

Como ya dijimos, durante los primeros años de sus investigaciones, también Freud cayó en el mismo error que sus antecesores y en su primera teoría atribuyó la histeria a un trauma sexual. Éste se produciría a una edad en que la sexualidad aún no ha despertado y que la pubertad reactualizaría. En aquella época Freud consideraba que la represión derivaba del propio hecho traumático. Por su diván pasaron numerosas mujeres que le revelaron sus secretos más escondidos: todas ellas le relataban inconfesables escenas de seducción. Al principio, se quejaba de sus pacientes, pues creía que simulaban y le mentían; sin embargo, gracias a su nueva manera de escucharlas, el concepto de la histeria como disfraz se calcinó en las últimas brasas del supuesto carnaval.

Muy pronto Freud aprendió a establecer la diferencia entre la *cosa genital* de Charcot y la verdadera causa de la histeria, el deseo que orienta la sexualidad humana. En ese momento dejó de considerar la escena de seducción como un *hecho traumático real*; dicha escena sería una *fantasía*, producto de un impulso sexual infantil reprimido, que no sería conocido por la conciencia pero sí por la censura, responsable de un gran sentimiento de culpabilidad. Por eso, en su escucha analítica, Freud, en poco tiempo, dejó de lado el trauma para prestar oídos a lo que de éste decían las histéricas y así saber qué huellas les dejó en el inconsciente.

A pesar de que Freud abandonó la teoría del trauma, ésta todavía cuenta con numerosos adeptos y forma parte de un saber popular que ha llevado a muchos padres a cuestionarse cómo educar a sus hijos para no «traumatizarlos». Basta con ver una película norteamericana de corte psicoanalítico para comprobarlo. Tampoco es raro que el paciente que se analiza hurgue infructuosamente en el baúl de los recuerdos en busca de la causa de sus «desgracias» que, como ya dijimos, son la consecuencia de un *impulso sexual reprimido* y no de que sus progenitores lo hayan maltratado y haya tenido una infancia más o menos desgraciada.

Ante una representación sexual inadmisible —la fantasía de seducción—, el yo de la histérica se defiende arrancando el afecto de la misma. En la histeria *este afecto se borra de la conciencia y se condensa en el cuerpo* dando los síntomas más variopintos: desde las parálisis que no coinciden con los trayectos nerviosos, o la obnubilación de la vista —trastornos tan típicos en las histéricas de la Viena finisecular—, hasta las jaquecas y los dolores y molestias que llevan a la histérica a deambular de consulta en consulta en busca de un saber sobre su cuerpo, su goce y su deseo.

El inventor del psicoanálisis descubrió que, tanto los dramas que hacen sufrir a la histérica o la exaltan hasta el delirio, como su simulación, constituyen síntomas, *una metáfora que encierra una verdad.* ¿Qué verdad quiere gritar la histérica? ¿Qué significa su queja permanente? Cuando nada la conforma, ¿qué misterio encierra su frase «No es eso, es *otra cosa*»? Abrumado por sus caprichos, el hombre llega a la conclusión de que «la mujer no sabe lo que quiere».

Aunque no sabe cómo decirlo, la histérica *sí sabe lo que quiere*. De forma inconsciente, ella conoce realmente cuál es la causa del deseo; por eso quiere tener un deseo siempre insatisfecho, única manera de poder seguir deseando. De ahí que nada la colme ni la conforme. De ahí su protesta y su queja. Aunque en las mesillas de noche el Valium ha reemplazado a la valeriana y los maridos ya no proponen curas en Marienbad, éstos regresan a casa cargados con folletos de viajes y safaris. Mientras ellas «no dan más» y con aire displicente pasean sus miradas por paisajes salpicados de elefantes y jirafas, ellos les preparan una copa que las reanime y les haga olvidar la queja. Si el marido de la histérica le ofrece unas vacaciones en el mar, su deseo de un deseo insatisfecho la llevará a quejarse de que «justo ahora» que ella quería ir a la montaña, él le propone descansar en la playa. Cuando le regala bombones, quiere flores, y un simple perfume cuando le obsequia con un extracto. Desesperado por su incapacidad de satisfacer sus deseos —«No es eso, querido, es *otra cosa*—, él termina por preguntarle con impaciencia: «Y ahora ¿qué quieres?», pregunta que el psicoanálisis traduciría por «¿Cuál es tu deseo?».

Con oscuros celos y preguntas torturantes, paga por su deseo de querer saber qué es una mujer para el varón, y cómo es deseada. «¿Qué tiene la otra que no tenga yo?» Para poder asomarse a los insondables misterios de la feminidad —el Continente Negro, como lo llamó Freud—, la mujer se identifica con su rival, pero *también* con su propio *partenaire*. En todas las épocas, tanto el hombre como la mujer han compartido la misma preocupación: saber cómo goza una mujer.

Abanderada del sexo, la histérica se embarca en la tarea de denunciar que a todos nos falta algo, pero al mismo tiempo, como si a ella no le tocara el problema, se propone como lo que el otro necesita para sentirse colmado y satisfecho. Identificada con esta falta, no es raro que llegue a los sacrificios más extraordinarios, para luego sentirse una víctima. «Por ventilar el problema, ¡miren lo que me pasa!», tal parece ser el contenido de su queja permanente. Esta identificación con aquello que nos falta la puede llevar a ofrecerse como víctima de un hombre tiránico y caprichoso —¿quién no recuerda a la protagonista de *Portero de noche*?—, a renunciar a una brillante carrera profesional, a inmolarse como enfermera en los hospitales de guerra o a consagrarse de lleno a la maternidad, para luego lamentarse de su abnegación.

Centro del Universo, la histérica se «da a ver» en una relación entre ella y el resto de la humanidad. Al ocuparse de la falta de los demás, se olvida de la propia. Cuando se propone como aquello que nos falta y nos puede completar, se muestra entera, aunque esté presenciando una catástrofe. De ahí que se la haya llamado la bella indiferente. Pero también puede montar un teatro íntimo y privado cuando, frente a la desgracia ajena, transforma ésta en el motivo de su propio infortunio; sutil manera de centrar en ella la atención de los demás.

Al identificarse con lo que a todos nos falta, puede sufrir inexplicables olvidos y no saber qué le pasa; le ocurren cosas «sin darse cuenta»: le va mal en las oposiciones, todo la agobia y termina por refugiarse en inexplicables dolores menstruales, insoportables dolores de cabeza o cualquier otro síntoma.

El deseo pone al descubierto que *algo* nos falta; por eso el deseo de la histérica es tener un deseo insatisfecho. Uno de los síntomas para preservar el deseo puede ser la frigidez. En su libro *El goce de la histérica*, el psicoanalista Lucien Israël cuenta que en una oportunidad una paciente lo consultó preocupada por este síntoma. El día que logró un orgasmo, corrió a contárselo: «Ya sucedió, he gozado con mi marido.» «Me restregué las manos con satisfacción —relata Israël— mientras me decía que muy pronto el análisis llegaría a buen fin. Después de haberme relatado los hechos de la semana, hacia el final de la sesión la paciente me dijo: "A propósito, doctor, había olvidado decirle que ahora puedo gozar con mi marido, pero a partir de hoy no volveré a acostarme con él."»

La histérica pide permanentemente un Amo, un Maestro, para luego quedar desconforme de él. De este modo, puede llevar su demanda al infinito. En esta demanda pone al otro en el lugar de un Padre Ideal para inmediatamente defenestrarlo, pues éste, como lugar del Saber, tampoco tiene una respuesta acerca de la causa de sus sufrimientos. En cambio, un Padre Ideal sería aquel que conoce el secreto de todos sus pesares y los puede remediar. Los médicos a los que ella visita y coloca en este lugar para que le expliquen sus sufrimientos y se los solucionen, nada logran llevándola una y otra vez al quirófano; así pues, termina por abandonarlos en busca de alguien «que sepa más y que dé por fin con su verdadero mal».

¿Por qué la histérica tiene fama de seductora y de «comehombres»? Porque a través de ellos necesita continuamente encontrar a ese Padre Ideal que tenga la respuesta que busca. Sin embargo, en cuanto un hombre se comporta con ella de forma paternal, le dice que «no es *eso*» lo que busca y de inmediato le muestra sus defectos y carencias. Para ello le basta con serle infiel o dejarlo plantado por otro hombre que aparenta «tener más». Y si le propone hacer el amor, después de aceptarlo, lo desprecia, ya que «un padre no hace eso». Mientras el hombre se empeña en que lo amen por lo que es, ella lo busca por lo que *tiene*, para de inmediato dejarlo en falta.

En cuanto a la histeria masculina, dice François Perrier que, si bien el hombre puede complacerse como la mujer en la teatralidad y la dramatización, no es frecuente que consulte por cuestiones tan poco «viriles» como pueden ser sus problemas emotivos o una crisis nerviosa. Su queja más frecuente suele ser una impotencia parcial o total. Según Guy Rosolato, «el sujeto siente la obligación de tomar el partido de su sexo y no puede hacerlo». O cae en la impotencia o en la eyaculación precoz. Otras veces, preocupado por su soltería, se cree homosexual, duda que puede llevarlo al diván. Tampoco son raros los temores a la policía, al acreedor o a la deshonra; si tiende a la neurosis obsesiva, puede consultar por una fobia.

Señala Oscar Masotta que «la histeria comienza cuando hay tres. Ciertos tipos de sujetos masculinos permanecerían indiferentes en una isla desierta ante un sujeto del sexo opuesto. Deberíamos poner otro hombre en la isla para que algo del orden del deseo por la mujer comenzara a despertarse en el sujeto en cuestión».

¿Puede el psicoanálisis curar la histeria? Como estructura, debemos decir que la histeria es incurable. Sin embargo, es posible mejorar el sufrimiento, la queja y la actitud reivindicativa que constituyen su discurso. Más que una enfermedad, al considerar que la histeria es *una forma de relacionarse con el otro al que pregunta por su deseo*, el psicoanálisis introdujo un corte en el saber médico. Como sujeto dividido, la histérica se dirige al psicoanalista para que le otorgue un saber sobre su goce, la relación sexual y el misterio de su deseo. Para ella, aquél es un otro completo, o sea alguien que posee la verdad y tiene todas las respuestas.

Ya en el diván, gracias a su decir analítico, saldrá por fin de entre los bastidores para entrar en el escenario personal de su deseo. Así podrá volcar sobre su propia persona aquellas preguntas que ella hacía a los cuatro vientos, pero sin sentirse implicada en las mismas, como si le fueran ajenas. Invitada a hablar de lo que se le ocurra, a medida que su queja se aminore y mejoren sus síntomas, podrá —esta vez en serio— formularse la eterna pregunta: «¿Qué significa ser mujer y qué quiere?»

En esta fascinante aventura, se internará en los abismos de sus propios misterios, para vencer el sino y el tópico de que las mujeres no saben lo que quieren.

¿DE QUIÉN ES TU CUERPO?

Hace un tiempo la feminista Germaine Greer volvió a tocar un tema que puede llegar a suscitar encendidas polémicas: el otoño de la mujer. Como siempre, reivindica y protesta. Si en su juventud hablaba de la eyaculación femenina, ahora, con más años, denuncia al varón que maneja los hilos del poder médico para no dejarla en paz ni en la menopausia.

Su queja es lúcida y razonable: la industria farmacéutica manipula a la mujer y explota sus sueños de eterna juventud. Sin embargo, detrás de este fondo de verdad, se pueden esconder otros motivos que los que ella ventila.

A pesar de la píldora anticonceptiva y de las leyes que protegen el aborto, la mujer no dispone libremente de su cuerpo. Germaine Greer *lo sabe*, pero no se resigna; todo parece indicar que para ella la ansiada libertad llegará a través de una correcta información.

Hasta la «tragedia» de la menopausia es para ella un invento de los hombres. Y tal vez tenga razón. No obstante es posible que la causa del problema no se deba exclusivamente a la pérdida del interés femenino por el hombre, como ella sostiene. Resulta difícil pensar que, por más que envejezca, alguna vez la mujer llegue a perder *realmente* su interés por el varón. Más bien la preocupación masculina se debe a que el varón *supone* que la mujer padece otra pérdida que él quiere restaurar: la del goce femenino.

Para el hombre, la mujer es una extraña pues no sabe cómo goza; pero no olvidemos que también lo es ella para las otras mujeres. La gran causa de sus desvelos se puede condensar en unos pocos interrogantes: ¿Qué significa ser mujer para el deseo del hombre? ¿Cómo goza una mujer? ¿Qué tiene la otra que no tenga yo? Tales preguntas no tienen edad y son las que la mujer se hace durante toda la vida. Su principal motivo de preocupación es la feminidad de la otra, aquello que no se ve pero se presiente.

Por otra parte, la preocupación masculina por la feminidad también es eterna. En *El erotismo musical*, un ensayo sobre el *Don Juan* de Mozart, Kierkegaard señala que «es de todo punto esencial que [el paje mítico] esté enamorado tanto de la condesa como de Marcelina [una mujer mayor], puesto que la feminidad es su objeto y una cosa que ambas tienen en común». Y más adelante dice de don Juan que «A las viejas rejuvenece de tal suerte que entran a formar parte de los bellos coros medios de la feminidad».

Una vez las cartas sobre la mesa, con toda la información sexológica puesta al servicio de desentrañar los misterios del goce femenino, ¿será posible que la afirmación «mi cuerpo es mío» deje de ser una utopía? ¿Podrá la mujer gozar y disponer de su cuerpo como le plazca?

Cuando Greer dice que «aquellas locas mujeres» —las monjitas del convento donde recibió su educación— le enseñaron que, además de ser esposa y madre, hay «otras cosas» en la vida, podemos pensar que las religiosas se estaban refiriendo al goce femenino, ese goce que se experimenta, pero del cual Lacan dice que no se puede hablar. Sin embargo, santa Teresa de Ávila, como tantas otras místicas, sabía sin lugar a dudas de qué se trataba.

En su artículo sobre «La feminidad», la psicoanalista Piera Aulagnier relata el caso de una paciente a la que una conferencia sobre «El goce, un derecho femenino» llenó de perplejidad, pero también de angustia. Según la conferenciante, era posible «desmitificar el mito de la superioridad masculina». Para lograrlo, según ella, bastaba con adquirir un perfecto dominio del sistema neuromuscular que desencadena la reacción del orgasmo. En otras palabras, sin saber que la mujer tiene un *plus de goce* —que por no comprenderlo atrae al varón, pero también lo llena de horror—, en el contenido de la conferencia reivindicaba la igualdad del goce entre hombres y mujeres. ¿Qué era pues lo que experimentaba la atormentada paciente cuyo goce nada tenía que ver con esos cánones que parecían ser los únicos válidos? Si el *verdadero orgasmo* se lograba a partir del vaivén rítmico de la pelvis, su *normalidad* estaba irremediablemente perdida, pues su placer consistía en imaginarse «como un objeto inanimado, manipulado por la voluntad del compañero». Aunque para ella era real, le preocupaba el hecho de no saber si su goce era un simulacro o un falso pretexto. Lo que tanto la conferenciante como la paciente desconocían es que el hombre y la mujer son seres heterogéneos y que el goce es particular de cada sujeto; por lo tanto, no es manipulable.

A diferencia de los animales, el ser humano es un sujeto alienado por el lenguaje que vive en un orden simbólico. Desde el mismo momento en que llega al mundo, le espera un baño de palabras que inundará su organismo para transformarlo en un cuerpo erógeno, capaz de gozar y de desear. La falta —esa oscura *causa* del deseo— y su relación con éste, lo llevan a una sexualidad errática, impredecible y totalmente distinta de la biunivocidad propia de la cópula animal.

El neurótico da cuenta de la verdad de su deseo inconsciente a través de los síntomas. Verdad que se manifiesta por medio del sufrimiento del cuerpo, lugar privilegiado para la expresión del inconsciente. Ya Anna O. —la paciente que permitió a Freud descubrir el psicoanálisis— quería denunciar con sus síntomas las dificultades que todo ser humano tiene con la sexualidad.

Marionetas del deseo y los fantasmas, el hombre y la mujer consagran su existencia a restaurar su imposible unidad perdida y a negar la diferencia de los sexos. Sin embargo, desde muy pequeña, la mujer está condenada a las pérdidas: la primera, el pecho materno; después, las reglas y, más tarde, el miembro viril que la abandona después del coito. Por último, con el nacimiento del hijo, que durante el embarazo alimentó sus fantasías de plenitud, deberá soportar una pérdida más.

La vida sexual de la mujer está jalonada por innumerables acontecimientos en su cuerpo que los ginecólogos no han podido explicar. ¿Qué le ocurre cuando todos los meses se deprime antes del período? A pesar de que el desajuste de las hormonas explica algunos síntomas de la tensión premenstrual, la progesterona no ha logrado paliar las perturbaciones emocionales que ella experimenta ante la inminencia de esa nueva pérdida que le evoca su atadura a lo que cree que le falta. También cabe preguntarse cuál es el motivo de la esterilidad femenina cuando la ciencia no encuentra causa alguna que la justifique. Del mismo modo, resultan enigmáticos ciertos abortos espontáneos o algunos partos prematuros. Si la mujer «decide» en libertad, ¿por qué a veces olvida tomar la píldora o se coloca mal el diafragma? Si todo es cuestión de técnica, ¿por qué existen estados de frigidez que no se curan con el masaje sensitivo, la relajación corporal o un amante perfecto?

La mujer mayor ¿ha dejado de ser un objeto sexual? Aunque esté en la menopausia, mientras viva continuará siendo mujer y, por lo tanto, objeto del deseo y de las preocupaciones del varón. Lo que tal vez a éste le resulte intolerable es que a medida que ella envejece se le haga más difícil sostener la ilusión de que está completa. Sin embargo, lo que de ella le atrae no es lo que tiene, sino lo que le falta. Tal vez por eso las mujeres maduras nuevamente se hayan puesto de moda; todo parece indicar que gozan de la preferencia de muchos hombres. Prueba de que, por fortuna, ni el deseo ni la feminidad desaparecen con la declinación de las hormonas. De todos modos, en nuestra cultura una vagina «seca» todavía es sinónimo de falta de deseo sexual. Por lo tanto, si *el deseo llama al deseo*, ¿cómo no comprender la preocupación del hombre por obtener lubricantes vaginales cada vez más perfectos, y estrógenos que conserven la tersura de la piel y preserven las humedades más prometedoras?

Debido a su estructura psíquica, marcada por su relación con el deseo, la mujer busca un Amo, un Maestro que haga de padre, sepa lo que le pasa y le dé lo que le falta. Para poder seguir deseando, necesita tener un deseo insatisfecho. En cuanto al varón, más que preguntarse por su deseo, está pendiente del deseo del otro; de este modo, se anticipa a lo que éste quiere y logra velar su falta. Al no verla en el prójimo —quien como un espejo le recuerda que él también está incompleto—, evita tener que enfrentarse con su propio deseo y preguntarse por él.

Para tratar de completar a la mujer, el varón entra de forma inconsciente en ese endiablado juego de a dos. Su pasión por responder a la pregunta ¿qué quieren las mujeres? lo lleva a empuñar el bisturí para ver de qué estofa está hecho el deseo femenino. En un intento de comprender su misterio, la corta, la castra y la retoca, «dándole» una nueva imagen. Y ella consiente, convencida de que así encontrará un remedio para los males que la aquejan. Si bien existe un goce común a ambos sexos, lo que ni el cirujano más experto, ni el investigador más tozudo podrán disecar, es el goce femenino. Goce que no tiene edad ni puede ser modificado por la ciencia.

No obstante, como dice la intuitiva Germaine Greer, siempre habrá mujeres que, en su peregrinaje de consulta en consulta, crean que cuando se ligan las trompas, se someten a una operación preventiva o a un tratamiento hormonal, lo hacen disponiendo *libremente* de su cuerpo. Sin embargo, el error de esta feminista consiste en pensar que lo que encadena a la mujer es la falta de información y no sus fantasmas ligados a la «otra» falta, gracias a los cuales goza.

No escapando a su destino de varón, en sus *Nuevas*

lecciones introductorias al psicoanálisis Freud decía:
«Si queréis saber más sobre la feminidad, podéis consultar a vuestra propia experiencia de la vida, o pregun-
tar a los poetas o *esperar a que la ciencia pueda procurar informes más profundos y coherentes.*» (Sin duda,
también era un hijo de su época.) Pese a los continuos
desvelos masculinos, el enigma de la feminidad se resiste a las investigaciones de la ciencia y permanece guar-
dado bajo siete sellos. Como decía Oscar Masotta, el ser
humano nada quiere saber de aquello que quiere saber:
la diferencia de los sexos y la falta que rige el deseo.
Germaine Greer no es una excepción.

LOS SUEÑOS EN EL DIVÁN

Desde las épocas más remotas, el ser humano se ha
preocupado por descubrir el sentido de los sueños. Todavía hoy hasta la persona más escéptica es incapaz de
permanecer indiferente a sus contenidos. Por absurdos,
ridículos o irreales que parezcan, tiñen con sus matices
nuestro estado de ánimo. ¿Quién no se ha despertado
alguna vez presa de la angustia o de inconfesables sentimientos de vergüenza y culpa por haber soñado que
cometía acciones reñidas con la moral?

Ciertos escritos, como el Antiguo Testamento, o un
papiro descubierto en Tebas que data del año 1500
a. C., dan cuenta del valor simbólico y premonito-
rio que se atribuye a los sueños desde la noche de los
tiempos. Según José, el intérprete del faraón, las siete
vacas gordas seguidas de otras tantas flacas significa-
ban que el pueblo egipcio pasaría el mismo número de
años de abundancia seguidos de otros tantos de ham-
bruna.

Pero además, entre los hindúes y los griegos, la actividad onírica tenía la supuesta virtud de anunciar las enfermedades antes de que éstas manifestaran sus síntomas abiertamente. De ello deja constancia Hipócrates en su famoso tratado *El viejo arte de curar.*

Aristóteles parece ser el primer pensador que consideró los sueños como un objeto de la psicología que obedece a las leyes del espíritu. Antes sólo se consideraban un producto de la inspiración divina o demoníaca.

Llama la atención que en el siglo II de nuestra era Artemidoro Daldiano, cuyo estudio sobre la interpretación de los sueños es el más extenso y completo que se conoce, manifestara que cada elemento de un sueño significa aquello que evoca para quien lo interroga. Por el contrario, Freud considera que quien debe encontrar su sentido más oculto y profundo es el propio soñante. No en vano sostenía que los sueños constituyen la vía regia que conduce al inconsciente.

En su libro *La interpretación de los sueños,* el creador del psicoanálisis nos dice que durante el tratamiento analítico sus pacientes neuróticos también le contaban sus sueños. Así, descubrió que éstos pueden ser tratados del mismo modo que los síntomas; en consecuencia, así los abordó en su estudio. Para lograrlo debió convencer a sus pacientes de que prestaran atención a todas sus percepciones psíquicas y, sobre todo, que suspendieran al máximo las críticas y juicios adversos que les sugería el contenido onírico. El hecho de tomar nota de cuanto se nos pasa por la cabeza y de comunicárselo al analista constituye la *asociación libre,* uno de los pilares del psicoanálisis. Esta técnica requiere que no desechemos ningún pensamiento, por nimio o ridículo que nos parezca. Más aún, aquellos sucesos a los que no solemos atribuir valor alguno, y que consideramos una tontería, pueden esconder significados inconscientes de fundamental importancia para el tratamiento analítico.

¿Tiene la interpretación analítica alguna similitud con los métodos que se utilizaban en la Antigüedad para descifrar el sentido de los sueños? De ninguna manera. El psicoanálisis no utiliza ni la simbología ni la técnica del desciframiento tradicional. Freud dice que «interpretar un sueño significa indicar su sentido, sustituirlo por algo que se inserte como un eslabón de pleno derecho (...) en el encadenamiento de nuestras acciones anímicas».

Cabe señalar que el término «interpretación» no se ajusta totalmente a la palabra alemana *«Deutung»*, cuyo significado se acerca más al de explicación o esclarecimiento. Este proceso se lleva a cabo a partir de la narración que hace el paciente de su sueño y recibe el nombre de *contenido manifiesto*. El sentido al que conducen las asociaciones libres constituye el *contenido latente* del sueño.

Ante la afirmación de que el sueño es la realización de un deseo no cumplido, se podría sostener lo contrario. ¿Qué deseo puede encerrar un sueño de angustia u otro en el que no suceden más que desgracias? Si bien en ciertos sueños infantiles tal cumplimiento es claramente reconocible, existen otros cuyo sentido se halla tan oculto y disfrazado que nos resulta imposible de reconocer. Sobre éstos ha actuado la censura psíquica.

Según Freud, un deseo consciente sólo es capaz de promover la formación de un sueño si «logra despertar otro deseo paralelo, inconsciente, mediante el cual se refuerza». Lo mismo ocurre con ciertos sucesos que han ocurrido la víspera del sueño y que reciben el nombre de *restos diurnos*. Dicho en otras palabras, los deseos inconscientes siempre están al acecho para manifestarse a través de la máscara de otro consciente, por lo general menos peligroso y comprometedor para el sujeto. En cuanto a los sueños penosos y *punitivos*, su análisis ha revelado que por su intermedio también se cumple un deseo inconsciente: ser castigado por haber deseado algo no permitido que el sujeto ha olvidado gracias a la imparable fuerza de la represión.

¿Qué importancia tienen en la formación de un sueño los sucesos del día anterior? En apariencia triviales e inocentes, estos eventos, que se conocen con el nombre de *restos diurnos*, se transforman en sustitutos de otros más antiguos guardados por la censura. De este modo, las manifestaciones reprimidas logran darse a conocer a través de contenidos oníricos que nada tienen que temer a la acción represiva de la censura.

Conocido en la literatura psicoanalítica como «El sueño de la bella carnicera», éste le fue relatado a Freud por una paciente muy ingeniosa que deseaba refutar que todo sueño es una realización de deseos inconscientes. Mientras lo narraba, su voz adquiría tonos que oscilaban entre el desafío y el triunfo. «Quiero dar una comida, pero sólo tengo en mi despensa un poco de salmón ahumado. Me dispongo a ir de compras, pero recuerdo que es domingo por la tarde y todas las tiendas están cerradas. Pretendo llamar por teléfono a algunos proveedores, pero el teléfono está estropeado. Así, debo renunciar al deseo de dar una comida.» Con una sonrisa irónica y un aire desafiante, esperó la respuesta del profesor.

Impasible y sin dejarse impresionar por el contenido manifiesto, Freud le preguntó: «Pero ¿de qué material nació ese sueño? —Y le recordó—: Usted sabe que el incitador de un sueño se encuentra en todos los casos en las vivencias de la víspera.»

Obediente a la regla fundamental del psicoanálisis —asociar libremente comunicando todas las ocurrencias—, poco a poco los recuerdos del día anterior acudieron a la mente de la bella carnicera y le permitieron encontrar el material con que se formó su sueño. Aunque importantes, pasaremos por alto algunos elementos para quedarnos sólo con aquellos que nos permitan comprender la tesis freudiana. La primera idea que pasó por la cabeza de la paciente fue que su marido, un próspero comerciante de carnes, le había dicho días antes que estaba engordando y, por lo tanto, deseaba iniciar un régimen de adelgazamiento. Por eso, no aceptaría invitaciones para comer fuera de casa.

Investigador tesonero e incansable, Freud intuyó que eso no era todo y, no conforme con el material aportado por la paciente, la animó a seguir asociando. Ella le contó que el día anterior había visitado a una amiga de quien estaba celosa, pues su marido la festejaba demasiado. Y de inmediato agregó que, por fortuna, mientras a su esposo le agradaban las formas rellenas, el cuerpo de su amiga era magro y descarnado. El tema de la comida continuó: a pesar de que a ella le encantaba el caviar, le había pedido a su esposo que no le comprara, pues no quería permitirse ese lujo. Además, como ambos gustaban de las chanzas, podrían seguir haciendo bromas al respecto. Más adelante recordó que, durante el encuentro con su amiga, ésta le expresó su deseo de engordar y también le preguntó: «¿Cuándo vuelve usted a invitarnos a cenar? En su casa siempre se come maravillosamente.»

Con estos elementos en la mano, Freud vio con toda claridad el sentido del sueño y se lo explicó a su incrédula paciente, que se hallaba totalmente sorprendida, pues su deseo había quedado al desnudo. «Es como si ante la pregunta de su amiga usted hubiera pensado: "Cualquier día te convido, para que engordes hartándote de comer a mi costa y luego gustes más a mi esposo." De este modo, cuando a la noche siguiente usted sueña que no puede dar una comida, su sueño no hace sino realizar su deseo de no colaborar al redondeamiento de las formas de su amiga. Además, la idea de que comer fuera de casa engorda le ha sido sugerida por el propósito de su esposo de rehusar toda invitación como parte de su régimen de adelgazamiento.»

Aunque esta interpretación es totalmente satisfactoria —siempre debe ser el paciente quien la sancione o la rechace—, Freud da al sueño otra vuelta de tuerca y agrega una explicación mucho más sutil: si a pesar de que la bella carnicera desea el caviar, no lo quiere y le pide a su marido que no se lo compre, ¿cuál es su deseo más profundo? Como todo ser humano, para poder seguir deseando, también ella necesita tener un deseo insatisfecho. Acicate de nuestra vida, ¿qué sería de nosotros si todos nuestros deseos fueran totalmente colmados?

El contenido manifiesto del sueño está constituido por el recuerdo de sus imágenes, que no son más que un disfraz. Como veremos más adelante, en «El sueño de la bella carnicera», éste sería el relato que ella hace del mismo. El contenido latente sería la traducción del jeroglífico formado por el contenido manifiesto. En el ejemplo que damos estaría formado por la frase: «Cualquier día te convido, para que engordes a mi costa y gustes más a mi marido.»

Una vez descifrado el sueño, éste ya no aparece como una narración de imágenes inconexas, y a veces sin sentido, sino como una organización de pensamientos, un discurso que expresa uno o varios deseos, como lo demuestra la parte del sueño donde la carnicera dice que le gusta el caviar, pero no quiere que su marido se lo compre.

Durante el sueño se produce un complejo conjunto de operaciones que transforman los materiales de los que se nutre, para dar como resultado el sueño manifiesto. Gracias a la deformación onírica, una operación de sutil maquillaje, el trabajo del sueño logra el efecto buscado: desfigurar su contenido latente, que siempre encierra un deseo inconsciente de orden sexual infantil.

Para desfigurar el sueño, la psique dispone de varias herramientas. Las más importantes son:

La condensación. Según Freud, «el sueño es escueto, pobre, lacónico, si se lo compara con la extensión y la riqueza de los pensamientos oníricos». Podríamos considerarlo como una traducción abreviada o un jeroglífico. Cada elemento del sueño puede estar determinado por una o varias ideas latentes.

Tal proceso de condensación determina que varios personajes o imágenes del sueño puedan aparecer superpuestos, sintetizados en uno. Por ejemplo, podemos soñar que nuestra madre, que es morena, tiene el cabello rubio; este color nos evoca el de otra persona que para nosotros tiene un significado inconsciente muy especial.

Gracias a la asociación libre, también podemos llegar a la conclusión de que determinado nombre coincide con el de un lugar donde tuvimos una experiencia que, no por olvidada, ha dejado de ser significativa.

El desplazamiento. Mediante el desplazamiento, también llamado descentramiento por algunos especialistas, el centro y el interés de una representación onírica se desvían a otra cuyo significado es menos perturbador para nuestra conciencia moral. Debido a este mecanismo, la censura logra atribuir mayor importancia a elementos del sueño totalmente indiferentes.

Por su carácter irrelevante, podemos aceptarlos sin que peligre nuestro sistema de valores morales. Por ejemplo, Freud soñó que su madre se veía asaltada por extrañas figuras con picos de ave. La palabra alemana para ave es *«vogel»*; otra parecida, *«vögeln»*, significa tener relaciones sexuales con una mujer. Como vemos, en el sueño se ha desplazado el sentido sexual del contenido manifiesto por el de las aves.

De los 227 sueños que Freud analiza en su libro *La interpretación de los sueños*, 47 fueron soñados por él. Para demostrar sus teorías, nunca dudó en apostar fuerte y hasta puso sobre el tapete muchos elementos de su propia vida psíquica.

Mientras se hallaba en Bellevue, una casa próxima a las colinas de Kahlenberg, tuvo el famoso «sueño de la inyección de Irma», gracias al cual descubrió el sentido de los sueños. En una carta a su amigo Fliess dice: «¿Crees que algún día se colocará en esa casa una placa de mármol con la siguiente inscripción: "En esta casa, el 24 de julio de 1895 le fue revelado al doctor Sigmund Freud el secreto de los sueños"? Por el momento parece poco probable.» El tiempo ha demostrado que, en realidad, llegó mucho más lejos.

EL SENTIDO OCULTO DE LOS EQUÍVOCOS

En su deliciosa obra *Psicopatología de la vida cotidiana*, Sigmund Freud nos muestra que no existe persona que alguna vez en su vida no haya cometido un error al actuar o al hablar. Como veremos más adelante, por lo general tales «accidentes» o tropiezos tienen un sentido oculto que el creador del psicoanálisis se encargó de revelar. A través de varios centenares de ejemplos, llegó a la conclusión de que, tanto ciertos olvidos, como los «lapsus», tienen un significado que, como el de los sueños, es posible descifrar.

Estos «pequeños accidentes», tropiezos o deslices, reciben el nombre de *actos fallidos* y, junto con los chistes, los sueños y los síntomas, forman parte de lo que el psicoanálisis llama las formaciones del inconsciente.

Según el *Diccionario de psicoanálisis* de Laplanche y Pontalis, «se habla de actos fallidos no para designar el conjunto de los errores de la palabra, de la memoria y de la acción, sino aludiendo a aquellas conductas que el individuo habitualmente es capaz de realizar con éxito, y cuyo fallo tiende a atribuir a la falta de atención y al azar. Los actos fallidos son, como los síntomas, formaciones de compromiso entre la intención consciente del sujeto y lo reprimido».

Tanto los actos fallidos, como los olvidos o los lapsus revelan la existencia del inconsciente y de un *saber no sabido*. Los ejemplos que daremos más adelante nos ayudarán a comprobar que las formaciones del inconsciente representan una verdad acerca de ese saber que desconocemos.

Como ocurre con los sueños, un amplio abanico de motivaciones nos puede llevar a reprimir ciertos contenidos de nuestra vida psíquica: celos inconfesables, deseos sexuales que no queremos revelar, sentimientos de hostilidad que la moral o la vergüenza no permiten aflorar a la conciencia.

No siempre es posible hallar el sentido oculto de estos pequeños tropiezos que a diario nos suceden. A veces lo impide la magnitud de las resistencias que desplegamos para esconderlos. Por lo general, llegan a ser interpretables cuando ha desaparecido el interés real por los pensamientos reprimidos que han dado lugar al «accidente».

Freud ha señalado que se puede olvidar una multitud de elementos: nombres propios, nombres extranjeros, frases enteras pertenecientes a citas literarias o poemas, o simples palabras. También nos podemos dejar en casa las llaves de la oficina o el billete correspondiente a un viaje que no deseamos realizar.

Siempre existen motivos para ocultar algo que está reprimido en el inconsciente; en el caso de los nombres propios, suelen aparecer sustitutivos de los mismos que dan lugar a una formación de compromiso entre lo que queremos olvidar y lo que deseamos recordar.

Para encontrar el sentido de lo olvidado, Freud nos propone seguir una técnica similar a la que conviene aplicar en la interpretación de los sueños: dejarnos llevar por la asociación libre, comunicando todo lo que se nos ocurra.

Durante un viaje de vacaciones, el padre del psicoanálisis se encontró con un joven que conocía algunos de sus trabajos. De inmediato, entablaron conversación. En un momento dado, el joven quiso citar a Virgilio en latín, pero le faltaba la palabra «*aliquis*»; Freud le hizo notar que la había sustituido por otra. Contrariado, el muchacho manifestó que era una estupidez olvidar una palabra así y lo desafió a que le dijera por qué le había ocurrido ese percance. «Eso lo podemos averiguar enseguida, y para ello le ruego que me vaya comunicando *sinceramente y absteniéndose de toda crítica* todo lo que a usted se le ocurre cuando dirige su atención sobre la palabra olvidada.»

Aunque la palabra «*aliquis*» en latín significa «alguien», el joven la asoció con reliquia, licuefacción, fluido y líquido. Instado por Freud, siguió asociando y vinieron a su mente una serie de nombres de santos, entre los que figuraba san Jenaro. De inmediato, recordó que su sangre se conserva en una iglesia de Nápoles, en una ampolla de cristal. Todos los años, el pueblo espera que en determinado día festivo se produzca el milagro y ésta se licue. En este momento del relato, el joven detuvo bruscamente sus divagaciones... Interrogado por Freud acerca de los motivos de su silencio, le manifestó que, de pronto, se había acordado de una dama a la que había conocido hacía poco y de la que podía recibir una noticia desagradable... «¿Que le ha faltado este mes la menstruación?», inquirió Freud. Asombrado, el muchacho le preguntó cómo había podido adivinarlo. «No era difícil —respondió—. Usted mismo me preparó muy bien el camino. Piense en los años del calendario, la licuefacción de la sangre en un día determinado, la inquietud cuando el suceso no se produce, la expresiva amenaza de que el milagro tiene que realizarse... Ha transformado usted el milagro de san Jenaro en un magnífico símbolo del período de la mujer.»

Por fortuna, para quien comete un *lapsus linguae* resulta muy difícil que las personas que lo escuchan lleguen a captar su sentido oculto. Tal es el caso de un escultor cuya mujer tenía un amante suizo que él conocía. En una ocasión, enfadado con otros artistas, manifestó que iba a sacarles al sol los trapos *suizos*. Lo que su inconsciente deseaba decir es que consideraba que el amante de su mujer era un sucio... desde el punto de vista moral.

Freud relata el caso de un caballero que se hallaba en una reunión conversando con una joven viuda. Aunque estaba fascinado por el escote de la bella dama, un cierto recato y sentido del pudor le impedían hacérselo saber. Sin embargo, su inconsciente acudió en su ayuda, pues hablando de la decoración de los escaparates navideños, comentó que estaban magníficamente *descotados*.

Una dama que se jactaba de llevar mucho tiempo en la misma actividad, dijo que, «con sus *mes y sus manos*, hace veinte años que estoy en lo mismo». A buen entendedor...

En sus *Confesiones inconscientes*, el psiquiatra alemán William Steckel dice que siempre actuó movido por los intereses de sus enfermos, anteponiéndolos a los beneficios económicos que éstos le podrían proporcionar. Sin embargo, en una ocasión en que se encontraba en la casa de un paciente convaleciente de una grave dolencia, le manifestó que se sentía contento de su recuperación. Por eso, le sugirió un viaje a las montañas, siempre que, «como yo espero, *no* le sea posible abandonar el lecho». Estaba claro que inconscientemente lamentaba perder a este enfermo adinerado, al cual deseaba seguir visitando.

Mientras paseaban por la orilla de un río, un amigo le comenta a otro que ha vuelto a tener problemas con su amante. Éste, que también gustaba de las piernas de la mujer, le responde sentenciosamente: «El hombre es el único animal que tropieza dos veces con la misma pierna.» Cae de su peso que debió decir piedra...

Una señora recibió por compromiso en su casa a una mujer que no resultó de su agrado. Se produjeron algunas situaciones de tensión que culminaron el día en que la visitante dejó caer *por descuido* su taza de café sobre el tresillo. Al preguntarle qué le había ocurrido, la dueña de casa la llamó por el nombre de otra mujer que, además de tener con la visitante un gran parecido físico, como a ésta, la consideraba irremediablemente tonta, que es lo que no se animaba a hacerle saber.

No es raro que los seres humanos tratemos de comunicar por medio de un acto fallido algún suceso que, de otro modo, nos resultaría embarazoso. Tal es el caso del caballero que olvida sobre la mesilla de noche las cartas de amor de la amante, o la cuenta del hotel donde ha quedado constancia de que en el último viaje de negocios ha solicitado una habitación doble. Algo similar ocurrió con una mujer que, en lugar de dar al nuevo amante su número de teléfono, le dio el de su novio. De alguna manera, estaba tratando de que éste se enterara de la aventura.

Sin embargo, no siempre los deseos que encierran los lapsus son inconfesables; a veces, simplemente encierran un anhelo que se expresa de esa manera. Un señor que debía salir de viaje estaba esperando con mucha vehemencia una noticia. Por lo tanto, intentó dejar en su contestador automático un mensaje diciendo dónde se lo podía localizar. En lugar de «si desea dejar un mensaje» la grabación recogió esta frase: «Si dejé a desear un mensaje.» Lo cual no significa sino que estaba deseando que éste le llegara de una buena vez.

El psicoanálisis ha comprobado con harta frecuencia que las personas conservan una fiel memoria de recuerdos infantiles que por lo general carecen totalmente de importancia. En cambio, olvidan hechos capitales que, debido a su trascendencia e intensidad, les deberían haber dejado huellas indelebles en la mente. A pesar de que la memoria realiza una selección de las impresiones vividas, en la infancia la misma no siempre funciona de acuerdo con los principios que rigen en el adulto. Según Freud, «los recuerdos infantiles deben su existencia a un proceso de desplazamiento y constituyen un sustitutivo de otras impresiones verdaderamente importantes, cuyo recuerdo puede extraerse de ellos por medio del análisis psíquico, pero cuya reproducción estorba a la conciencia». A tales recuerdos, el psicoanálisis los denomina *recuerdos encubridores*. Para los adultos, resulta totalmente normal el hecho de haber olvidado gran parte de los sucesos que nos han ocurrido en la infancia. Sin embargo, no debemos olvidar que a la edad de tres o cuatro años —época en que están muy preocupados por la sexualidad y la muerte— los niños son capaces de desarrollos psíquicos altamente complicados.

En la colección freudiana de recuerdos encubridores figura el del paciente que le relató que cuando tenía tres o cuatro años, estando la mesa puesta para la comida, en uno de los platos había hielo. Por esas fechas, había ocurrido la muerte de una de sus abuelas, por la que profesaba un gran cariño. De ella, no guardaba la más mínima memoria.

Una mujer sostenía que nunca sintió celos por su hermana pequeña; sin embargo, refirió que del día de su nacimiento tenía el siguiente recuerdo: estando en el jardín de la casa, dijo que la recién nacida lloraba como un gato. Si tenemos en cuenta que experimentaba una marcada antipatía por estos animales, está todo dicho.

Algunos actos fallidos pueden tener el valor de un autocastigo. Tal es el caso de una señora que, instada por sus amigas, decidió asistir a una obra de teatro antes de dar por terminado el riguroso luto que llevaba por su madre. Sin darse cuenta, junto con el billete del tranvía, arrojó a la calle la entrada del teatro. Ella misma refirió que se sentía muy culpable por la decisión de no respetar el luto. Así, el castigo le llegó a través de la imposibilidad de asistir a un espectáculo que le agradaba mucho y que aguardaba con impaciencia.

Ciertas torpezas pueden tener el significado de castigar al prójimo. Una señora, enfadada con su marido por sus constantes exigencias, le estaba planchando el traje que debía ponerse para ir a trabajar. Requerida por una tontería, de muy mal humor se dirigió a la habitación donde su esposo se encontraba. Pero... dejó la plancha apoyada sobre la chaqueta.

Por fortuna, Freud nos tranquilizó diciendo que no creía que nadie se equivocara durante una audiencia con un monarca o en una ardiente declaración de amor. Lo demás es una cuestión que sólo se puede aclarar en la intimidad del diván o gracias a un buen entrenamiento como el que logró Freud.

¿QUÉ ES EL PSICOANÁLISIS?

Si el coche se nos estropea, lo llevamos al mecánico, sin duda al mejor que conocemos. Nos hemos acostumbrado a que, tras una revisión breve y certera, nos diga dónde falla, cuánto cuesta el arreglo y cuándo estará terminado; seguramente identificamos este veredicto con una mezcla de sapiencia y seriedad.

Como corresponde al espíritu de nuestra época, amamos las soluciones rápidas, a plazo fijo, y estamos dispuestos a pagar lo que sea al especialista que las tenga. Las ofrecen el médico, el dentista y el mecánico. Por lo tanto, nada nos extraña que, tras habernos echado un vistazo, el psiquiatra nos despache con un tratamiento de pastillas que deberá sacarnos de la depresión. Atribuimos la celeridad del diagnóstico a sus conocimientos y profesionalidad. En la seguridad de que el especialista en los entresijos de la mente humana ha dado en el clavo, uno se va a casa más tranquilo.

No ocurre lo mismo, desde luego, tras la primera entrevista psicoanalítica. Uno sale de allí sumido en un estado de perplejidad y estupefacción. El psicoanalista nos escucha, guarda silencio, hace alguna pregunta —más silencio— y no emite diagnóstico alguno. Así da comienzo la serie de entrevistas que inauguran todo proceso analítico. No es raro que experimentemos una mezcla de rabia y frustración ante tanto silencio. Nuestro psicoanalista se comporta como un mecánico que no nos dice lo que le ocurre al coche, que nos invita a llevarlo al taller un par de veces a la semana, por un período indeterminado de tiempo, acaso durante años.

Más de uno ha salido huyendo, como si se tratase de escapar de las garras de un estafador. Otros —muchos— se quedan, se enganchan a pesar de la sorpresa que despierta el psicoanálisis en nuestro espíritu mecanicista. Y es que han captado algo que para ellos es de vital importancia: «Por fin soy escuchado por alguien que sabe lo que me ocurre» He aquí el gran descubrimiento que suele desembocar en lo que se conoce con el nombre de trasferencia, fenómeno sin el cual no es posible ningún análisis.

Como el psiquiatra o el psicólogo más experimentado, también el psicoanalista podría emitir un diagnóstico a las primeras de cambio. Sin embargo, no lo hace, se lo guarda para sí, dispuesto a afinarlo, sesión tras sesión, durante años si fuera preciso. De nada le serviría al paciente que lo etiquetaran de histérico o de neurótico obsesivo: en el diván, lo único que importa es que, acaso por primera y única vez, tendrá la posibilidad de preguntarse por las claves inconscientes de su malestar, su infelicidad, su dolor y su incapacidad para vivir.

¿Cuáles son los oscuros interrogantes que pueden llevarnos a iniciar una aventura psicoanalítica? Un matrimonio que no funciona, la muerte de un amigo, un malestar físico que los médicos no han podido solucionar; el abanico de motivos que nos conducen al diván es amplio y a veces sorprendente. Sin embargo, no suelen bastar estas razones para hacer una demanda de análisis. Para franquear la puerta de la consulta analítica, es necesario que se abra una profunda brecha en nuestra organización «fantasmática», gracias a la cual damos respuestas a nuestro malestar y podemos seguir adelante sin demasiados conflictos. Cuando en nuestra vida aparece un «sinsentido» que no podemos explicarnos, cuando de pronto nos sentimos incapaces de encontrar una respuesta para nuestros problemas o no nos atrevemos a continuar diciéndonos «A mí me pasa esto porque Fulanito me hace la vida imposible o porque cuando era pequeño mis padres me trataron mal», hacemos una demanda de análisis.

¿Qué espera un paciente de su analista? Ni más ni menos que lo *complete* en aquello que le falta: que le dé la clave, la cifra de «LA» relación sexual que lo lleve a un sentimiento de unidad sin fisuras. En suma, busca un saber sobre su sufrimiento, una respuesta que calme su incertidumbre.

Los síntomas son las respuestas que el neurótico —todos lo somos— ha podido organizar en torno a su malestar, algo que revela la verdad de su deseo inconsciente. Éste sólo puede aparecer por medio del decir analítico, en una situación especial que recibe el nombre de *transferencia*.

No siempre los síntomas se organizan alrededor del dolor y el sufrimiento. Por triviales que sean, también otras manifestaciones vitales pueden dar cuenta de la verdad de nuestro deseo. Detrás de una brillante carrera profesional o de una personalidad fuerte y aparentemente indestructible puede esconderse un sujeto con tantos conflictos como los de otro cuyos síntomas son más explícitos y transparentes. Hasta una «normalidad» sin fisuras puede constituir una fortaleza donde se refugia el ser humano más frágil. Esta paradoja se explica por la definición que del síntoma da el psicoanalista Jean Clavreul: «El síntoma es el refugio donde el sujeto se ampara y esquiva los callejones sin salida de la organización de sus fantasmas.» Recordemos que, gracias a éstos, el sujeto se consuela y construye una ortopedia con la que trata de arreglar aquello que en su vida cojea, obturando todos sus agujeros.

Dado que en última instancia todo puede constituirse en síntoma —lo son los olvidos, los lapsus y los actos fallidos—, ¿cómo puede el analista distinguirlos? Para lograrlo es necesario que el paciente se avenga a cumplir con la regla fundamental del psicoanálisis, la asociación libre. Ésta consiste en decir todo aquello que se nos pase por la cabeza, aunque nos parezca la mayor de las tonterías. En su oferta de escucha analítica —«diga usted cualquier cosa»—, el analista supone que cualquier cosa que diga el paciente va a querer decir *otra cosa*.

Acostumbrado al discurso médico y psiquiátrico, el paciente se suele resistir a comunicar al analista tales nimiedades. No les da importancia y no espera que sea justo *eso* lo que aquél desea y espera escuchar. Por otra parte, ¿de qué pueden servir tales cosas y qué podrá hacer con ellas?

El discurso que emerge de la asociación libre no es el producto de una sesuda reflexión teórica ni de la introspección; más bien es un tropiezo, una trampa en que

242 Preguntas de mujer

nos hace caer el inconsciente. Más allá de su mala o buena voluntad, el sujeto se encuentra con que no dice todo lo que quisiera o dice aquello que no desea. O bien se pasa, o se queda corto. Así, la verdad del inconsciente aflora en el momento menos pensado, por medio de un lapsus, un olvido o un silencio.

¿Cuál es la diferencia entre el síntoma analítico y el síntoma médico o psiquiátrico? Mientras el síntoma analítico esconde una verdad que debe ser revelada a través de lo que el paciente dice del mismo, tanto el síntoma médico como el psiquiátrico están destinados a ser obturados mediante diversas terapias. Puesto que gracias a él será posible descubrir las causas del sufrimiento del paciente, el síntoma psicoanalítico no debe ser borrado; por el contrario, es necesario que sea escuchado una y otra vez.

Mientras el discurso médico se ocupa de la enfermedad y lo separa del hombre, el psicoanálisis se ocupa de aquello que al sujeto le falta y que es la causa de su deseo. La medicina se ocupa del cuerpo biológico; el psicoanálisis del cuerpo erógeno, capaz de gozar, sentir placer y sufrir. Tanto la medicina como la psiquiatría y la psicología buscan el retorno a un estado anterior de suspuesta normalidad. Por el contrario, los cambios que producirá el psicoanálisis no se pueden predecir y tienen la particularidad de que serán distintos en cada paciente.

A pesar de que la palabra es el instrumento privilegiado de la técnica psicoanalítica —no en vano el inconsciente está estructurado como un lenguaje—, esta práctica clínica difiere fundamentalmente de lo que se podría pensar como un diálogo entre el paciente y su analista. Mientras aquél se entrega a la asociación libre, tratando de no someter sus pensamientos a ningún tipo de censura racional ni a la acción de una crítica basada en sentimientos de vergüenza, el psicoanalista escucha y, de vez en cuando, interviene para hacer una interpretación o un señalamiento. Sin embargo, la mayor parte del tiempo escucha y calla. Entre otras cosas, el silencio del analista supone un respeto a ese insconsciente que poco a poco encontrará el camino de su discurso sin necesidad de que se lo señalen.

¿De qué se habla en un análisis? Aunque el paciente se refiere sobre todo a su sufrimiento y se queja de él, no se acuesta en el diván para ser comprendido o recibir consejos o para que se le diga lo que debe hacer. Por el contrario, el psicoanálisis busca que el sujeto haga algo nuevo y distinto a partir de los síntomas que lo afligen. No obstante, toda persona que se analiza trata de sacar de sus sufrimientos un cierto provecho y experimenta con su síntoma una satisfacción enfermiza conocida con el nombre de *goce*, que el psicoanálisis trata de desterrar para restaurar el principio del placer.

A pesar de que nos quejamos de nuestro malestar, a partir de él todos los seres humanos tratamos de obtener ciertas ventajas y motivos de justificación para no enfrentarnos con aquello que nos cuesta ver y no queremos admitir. Si bien el síntoma entraña cierta gratificación, debe quedar bien claro que ésta tiene un carácter radicalmente opuesto a aquello que conocemos con el nombre de placer o bienestar.

Para que un análisis tenga lugar, el analista no debe acceder a la demanda del paciente explicándole los motivos de su sufrimiento. Tal actitud obstruiría su deseo de saber, que es el motor de la cura. El analista tampoco debe tomar en cuenta el malestar del sujeto ni indentificarse con el dolor que experimenta, ya que gracias a su neurosis éste es capaz de soportar el dolor y de sostenerse sobre un masoquismo que el análisis debe desterrar. Clavreul sostiene que «para el paciente es más fácil contentarse con el espectáculo del propio dolor que con las ambigüedades del discurso que puede enunciar a partir de sus falencias». Ya Freud decía que la neurosis es la solución más económica para los conflictos psíquicos. Por eso, cuando el paciente exhibe su sufrimiento como si fuera un espectáculo, el analista debe negarse a entrar en su juego neurótico y en todo tipo de complicidad. Ésta es la única manera de sostener su demanda para que así pueda indagar en el pasado en busca del material reprimido. Tal búsqueda debe llevarse a cabo a lo largo de todo el trayecto analítico y no se limita a los lejanos acontecimientos de la infancia. Por el contrario, «debe poner en evidencia su organización fantasmagórica en una permanencia que anuda su historia con su vida actual».

En todo momento el psicoanálisis debe abstenerse de hacer un interrogatorio de tipo detectivesco que la medicina justifica para establecer un diagnóstico y un pronóstico que permitan encontrar el tratamiento adecuado. La experiencia demuestra que, mucho después de las primeras entrevistas, el paciente descubre tramos enteros de su vida que obligarían a revisar un diagnóstico apresurado. Para el psicoanálisis, la cuestión fundamental es saber qué es lo que ha llevado al paciente a la consulta.

Tanto en la obra de Freud como en la de Lacan, el concepto de transferencia es amplio; no obstante, podemos decir que es la base para que se instale el dispositivo analítico y la condición *sine qua non* para que los síntomas revelen la verdad que encierran, que no es sino la verdad de nuestro deseo. Definida con palabras sencillas, la transferencia está constituida por los sentimientos de afecto que el paciente experimenta por su analista, gracias a los que podrá acceder a su saber insconsciente.

Para que se instale la transferencia, es necesario que el paciente suponga que su analista posee un saber sobre su sufrimiento. Éste es el dispositivo básico, el pivote sobre el que gira todo el análisis. El paciente transfiere al analista sus sentimientos de amor porque le supone un saber. En el dispositivo analítico, este fenómeno se da de forma natural y pone en acto la realidad del inconsciente, que siempre aparece como algo sorprendente y no calculado. Sin embargo, en esta situación el paciente no toma al analista como objeto de su deseo, sino como un significante. Durante el análisis, los síntomas del paciente pierden su primitiva significación y adquieren un nuevo sentido dependiente de la transferencia.

Si el amor en sí no es pecado —un sesudo libro de los psicoanalistas alemanes H. S. Kreutzenbichler y H. Essers— ha vuelto a poner sobre el tapete el tema del amor de transferencia. Como ejemplo se sirve del amor que inevitablemente se produjo entre ciertos pioneros del psicoanálisis y algunas de sus pacientes: analiza el amor de Anna O. por Joseph Bruner. En realidad se trata de Berta Pappenheim, gracias a la cual Freud descubrió el psicoanálisis. También se ocupa de las relaciones sentimentales de algunos brillantes psicoanalistas de principios de siglo: Carl Jung fue amante de su paciente Sabina Pacini; Otto Rank no pudo escapar a la seducción de Anaïs Nin. Los devaneos amorosos entre Sándor Ferenczi y Gisela Palos, y su hija Elma ya inquietaron a Freud: en 1914 se ocupó del tema en su artículo sobre el amor de transferencia.

Si el amor en sí no es pecado, ¿por qué el psicoanálisis considera que la relación erótica entre paciente y analista es un error? Como seres humanos, tienen el derecho de enamorarse. Sin embargo, hay que tener en cuenta que la relación analítica no es una relación intersubjetiva.

El erotismo es un verdadero obstáculo para la cura analítica —en la jerga se hablaría de *resistencia*—; por el contrario, el amor de transferencia es el «motor» de la cura. El paciente ama en la persona del analista lo más precioso que le puede suponer: un saber sobre el origen de su sufrimiento. Por su parte, el analista debe ocupar el lugar de la *causa* del deseo del paciente, que no es sino el deseo de saber y de llegar a su propia verdad.

Para el psicoanálisis el amor entre un analista y su analizante no es un pecado ni un sacrilegio, sino un error. Si ello ocurriera, la ética impone interrumpir el tratamiento y derivar el paciente a otro profesional. En cuanto al futuro de la relación, dependerá, esta vez sí, de las cosas del amor.

Con toda razón, Jacques Lacan decía que la presencia del analista no es inocua para el paciente, pues crea un clima de conflicto beneficioso para el análisis y para su propia existencia. Mientras el paciente está entregado a la asociación libre, el analista ocupa lo que en el bridge se llama el lugar del muerto. Calla y escucha. Cuando algo lo obtura, el inconsciente se cierra, y éste es el momento en que el analista hace su interpretación, que no es sino una llamada para que se vuelva a abrir. Dicho en otras palabras, la interpretación llega en el instante en que se cierra el inconsciente y su función consiste en golpear sus puertas para que se vuelva a abrir a nuevas asociaciones.

El acierto de una interpretación se puede medir por el tipo de respuesta que el sujeto da a esa invitación a seguir asociando. Los efectos sólo se pueden verificar a posteriori y son refrendados por una nueva cadena asociativa. Como vemos, la interpretación no llega en el momento de máxima apertura del inconsciente, sino cuando éste se cierra. Como diría Lacan, ésta es la única manera de «convocar a la Bella» —el inconsciente— para que vuelva a aparecer.

La transferencia es el fenómeno que pone sobre el tapete el problema de que el sujeto está dividido, que no es un ser completo. Por otra parte, para que un análisis se dé por finalizado, es necesario que el paciente deponga ese saber que suponía al analista. En el momento en que llega a este punto de su trayectoria, el sujeto empieza a encontrar sus propias respuestas a los interrogantes de siempre: la sexualidad y la muerte.

¿Qué resultados busca el psicoanálisis? ¿Cuál es el saber que el paciente logra cuando lo finaliza? Como dice Clavreul, «es demasiado tentador, demasiado fácil hacer del psicoanálisis aquello que vendría a completar felizmente del lado del psiquismo lo que la medicina hace del lado del cuerpo (...). El psicoanálisis sólo conoce su *falta en ser* a través de la palabra que lo atestigua».

Al final de un análisis —que se puede definir como un viaje desde la impotencia hacia la imposibilidad—, el paciente no sólo habrá cambiado su posición subjetiva, sino que sabrá para siempre que es un sujeto dividido, cuya falta es imposible completar. Durante la travesía analítica habrá aprendido a buscar la verdad de su deseo que ahora escuchará de otra manera.

El psicoanálisis no puede prometer la felicidad. Sin embargo, al final proporciona un cambio de óptica que permitirá al paciente enfocar su vida con menos sufrimiento y mayor placer. Como ya dijimos, tampoco busca la supresión de los síntomas; sin embargo, éste es un beneficio que se da por añadidura. Por último, al finalizar la aventura analítica el paciente ya no culpará a sus padres de sus desgracias, sino que se hará cargo de su deseo, para sentirse dueño y único responsable de sus actos.

Esta obra se terminó de imprimir en el
mes de agosto de 1997 en los talleres de
Mundo Color Gráfico S.A. de C.V.
Calle B No. 8 Fracc. Ind. Pue. 2000, Puebla, Pue.
Tels. (0122) 82-64-88, Fax 82-63-56

Se tiraron 5000 ejemplares
más sobrantes para reposición.